荣 获

◎ 第七届统战系统出版社优秀图书奖

◎ 入选原国家新闻出版广电总局、全国老龄工作委员会
办公室首届向全国老年人推荐优秀出版物名单

◎ 入选全国图书馆2013年度好书推选名单

◎ 入选农家书屋重点出版物推荐目录（2015年、2016年）

高血压

（第三版）

学术顾问◎钟南山　陈灏珠　郭应禄　王陇德
　　　　　葛均波　张雁灵　陆林

总　主　编◎吴少祯

执行总主编◎夏术阶　李广智

编　　　著◎王宪衍　朱理敏

名医与您谈疾病丛书

中国健康传媒集团
中国医药科技出版社

内 容 提 要

本书运用问答的形式对高血压的发生原因、临床表现、治疗方法、康复措施以及预防高血压发生的方法等做了详细阐述，内容深入浅出，文字通俗易懂，科学性、实用性强。

本书可供临床医生、患者及家属阅读使用。

图书在版编目（CIP）数据

高血压 / 王宪衍，朱理敏编著 . —3 版 . —北京：中国医药科技出版社，2021.1

（名医与您谈疾病丛书）

ISBN 978-7-5214-1973-3

Ⅰ.①高… Ⅱ.①王…②朱… Ⅲ.①高血压 – 防治 – 问题解答 Ⅳ.① R544.1-44

中国版本图书馆 CIP 数据核字（2020）第 155951 号

美术编辑 陈君杞
版式设计 南博文化

出版 **中国健康传媒集团** | 中国医药科技出版社
地址 北京市海淀区文慧园北路甲 22 号
邮编 100082
电话 发行：010-62227427 邮购：010-62236938
网址 www.cmstp.com
规格 710×1000mm $^1/_{16}$
印张 13 $^1/_2$
字数 188 千字
初版 2009 年 4 月第 1 版
版次 2021 年 1 月第 3 版
印次 2024 年 3 月第 4 次印刷
印刷 三河市万龙印装有限公司
经销 全国各地新华书店
书号 ISBN 978-7-5214-1973-3
定价 **38.00 元**

获取新书信息、投稿、为图书纠错，请扫码联系我们。

出版者的话

党的十八大以来，以习近平同志为核心的党中央把"健康中国"上升为国家战略。十九大报告明确提出"实施健康中国战略"，把人民健康放在优先发展的战略地位，并连续出台了多个文件和方案，《"健康中国2030"规划纲要》中就明确提出，要加大健康教育力度，普及健康科学知识，提高全民健康素养。而提高全民健康素养，有效防治疾病，有赖于知识先导策略，《名医与您谈疾病丛书》的再版，顺应时代潮流，切合民众需求，是响应和践行国家健康发展战略——普及健康科普知识的一次有益尝试，也是健康事业发展中社会治理"大处方"中的一张有效"小处方"。

本次出版是丛书的第三版，丛书前两版出版后，受到广大读者的热烈欢迎，并获得多项省部级奖项。随着新技术的不断发展，许多观念也在不断更新，丛书有必要与时俱进地更新完善。本次修订，精选了44种常见慢性病（有些属于新增病种），病种涉及神经系统疾病、呼吸系统疾病、消化系统疾病、心血管系统疾病、内分泌系统疾病、泌尿系统疾病、皮肤病、风湿类疾病、口腔疾病、精神心理疾病、妇科疾病和男科疾病等，分别从疾病常识、病因、症状表现、诊断与鉴别诊断、治疗和预防保健等方面，进行全方位的解读；写作形式上采用老百姓最喜欢的问答形式，活泼轻松，直击老百姓最关心的健康问题，全面关注患者的需求和疑问；既适用于患者及其家属全面了解疾病，也可供医务工作者向患者介绍病情和相关防治措施。

　　本丛书的编者队伍专业权威，主编都长期活跃在临床一线，其中不乏学科带头人等重量级名家担任主编，七位医学院士及专家（钟南山、陈灏珠、郭应禄、王陇德、葛均波、陆林、张雁灵）担任丛书的学术顾问，确保丛书内容的权威性、专业性和前沿性。本丛书的出版不仅是全体患者的福音，更是推动健康教育事业的有力举措。

　　本丛书立足于对疾病和健康知识的宣传、普及和推广工作，目的是使老百姓全面了解和掌握预防疾病、科学生活的相关知识和技能，希望丛书的出版对于提升全民健康素养，有效防治疾病，起到积极的推动作用。

中国医药科技出版社

2020年6月

再版前言

《高血压》一书第二版出版后，至今已有7年多了。在这段时间里，医学科学在不断进步。高血压方面也一样。根据此次第三版的整体修订要求，在第二版的基础上，重点做了以下几个方面的工作。

（1）修改和更新了一些已经老的、过时的内容。

（2）增添了一些新的内容。

（3）丰富了附录内容。例如一些常规的检查项目和有关高血压的检查项目，包括正常值和临床意义。

这次修订，有幸邀请了朱理敏医生一起进行。她1993年毕业于上海第二医科大学医学本科英文班，1996年获得心血管专业硕士学位，2006年在法国巴黎第六大学获得博士学位；曾在法国波尔多第二大学附属医院老年科进修，是美国哈佛大学医学院附属Brigham and Women医院的短期访问学者。目前朱理敏医生供职于上海交通大学医学院附属瑞金医院高血压科和上海市高血压研究所，为主任医师和硕士生导师，临床医学院带教老师，中国高血压联盟理事，侧重于继发性高血压以及难治性高血压的诊治，具有较为丰富的临床实践经验。

书中涉及的治疗药物多为处方用药，读者不要自行用药，一定要咨询医生，在专业医生指导下用药。

编者
2020年7月

目录

常 识 篇

病 因 篇

症状篇

诊断与鉴别诊断篇

治疗篇

预防保健篇

常 识 篇

◆ 什么是血压?

◆ 影响血压的因素有哪些?

◆ 什么是收缩压,什么是舒张压?

◆ 什么是脉压和平均动脉压?

◆ 平均血压和平均动脉压是不是一回事?

◆ ……

什么是血压？

我们的心脏好像是一个泵，它收缩时把血液从心脏里压出来，压到大血管主动脉，使血液向前流动，并促使主动脉扩张。心脏舒张时，依靠主动脉的弹性回缩，使血液继续向前流动，就这样依靠心脏的一缩一舒，血液就能持续不断地流动。血液在血管内流动时，对血管壁产生了压力，就是血压。我们现在临床上所称的血压，指的是上臂肱动脉的血压。

以心脏每分钟平均跳动70次来估算，一天24小时心脏要跳动10万次以上。心脏每跳动一次，就产生一次血压，所以人体一天24小时就产生10万次以上的血压。

而心脏的跳动有快有慢，收缩力有强有弱。血压也因此有高有低，在不断地变化。我们平时测量血压时，连续测量几次的话，每次的血压都不会相同的。用24小时动态血压监测时，如果每30分钟测量一次的话，24小时中就有48次血压，它们也不会是相同的。但是人体是一个非常精巧的有机体，有复杂的升压机制和降压机制。血压过高时，降压机制就发挥作用，使过高的血压降下来。血压过低时，升压机制会发挥作用，使过低的血压上升。这样就能使血压维持在正常的范围，保证身体各部分和各器官的正常功能。

构成升压机制和降压机制的是神经系统、血管系统、内分泌系统和肾脏等。在这些器官或组织中，存在有对压力十分敏感的受体或感受器，血压的变动都能感受到，从而使相应的机制很快发生作用。

影响血压的因素有哪些？

影响血压的因素主要有以下几个：

（1）心输出量：心输出量增加，进入主动脉的血液量增多，血压就升高。如果心输出量减少，进入主动脉的血液量也就减少，血压就下降。

（2）心率：心率增快时，在较短时间内，通过主动脉向外周的血液量减少，所以心脏舒张末期，在主动脉中存留的血液量增多，使舒张压增高，脉压减小。反之，心率减慢时，舒张压降低，脉压就增大。

（3）大动脉壁的弹性：主动脉壁的弹性有缓冲血压的作用，使心脏收缩时的血压不过高。使心脏舒张时的血压不过低。如果主动脉壁的弹性减退，则这种缓冲作用减弱，就使收缩压偏高，舒张压偏低。老年人的主动脉弹性减退，就产生收缩压升高，而舒张压不高，甚至低于正常水平。

（4）外周血管阻力：外周血管阻力增加时，会使舒张压升高，脉压减小。

（5）循环血容量：循环血容量减少时，例如身体大量出血时，血容量大大减少，就会出现血压降低，严重时会出现休克。

什么是收缩压，什么是舒张压？

心脏收缩时把血液压入主动脉时产生的血压，称为收缩压。心脏舒张时，依靠主动脉的弹性回缩，使血液继续向前流动，这时的血压称为舒张压。除了心脏的收缩和舒张和主动脉的弹性会影响收缩压和舒张压外，还有其他不少因素也会促使收缩压或舒张压的升高或降低。例如主动脉瓣狭窄时，心输出量减少，收缩压就会降低。反之，主动脉瓣闭锁不全时，心输出量增加，收缩压就升高，而舒张压则反而降低，因为心脏舒张时，由于主动脉瓣闭锁不全，血液又反流回到了心脏。

我们平时测量血压时记录的血压，是把收缩压写在分子式的上面，即分子部分，把舒张压写在分子式的下面，即分母部分。单位是毫米汞柱（mmHg），例如120/80mmHg。过去一度曾用过千帕（kPa），现在已经不用了。要换算的话，1kPa=7.5mmHg。

什么是脉压和平均动脉压？

脉压就是收缩压与舒张压的差值。脉压＝收缩压－舒张压。例如一人的血压是140/80mmHg，那么他的脉压是140mmHg–80mmHg=60mmHg。

平均动脉压是舒张压加1/3脉压，即舒张压+1/3脉压。例如上面这人的血压是140/80mmHg，那么他的平均动脉压是80+1/3×60=80+20=100（mmHg）。

平均血压和平均动脉压是不是一回事？

不是一回事。平均血压是几次血压的平均值。例如测量血压两次，一次是162/100mmHg，另一次是158/96mmHg。那么平均血压收缩压是（162+158）÷2=320÷2=160（mmHg），舒张压是（100+96）÷2=196÷2=98（mmHg），所以平均血压是160/98mmHg。而平均动脉压已如上述，是舒张压+1/3脉压，两次血压就有两次平均动脉压。

临床上测量血压的方法有哪些？

临床上测量血压的方法主要有两种。

（1）直接血压测量法：就是导管直接插入血管内进行血压测量。这种方法虽然准确性比较好，但是对人体有损伤性，不能多次重复测量，所以不能在临床上应用。在抢救危重患者时，会偶尔应用。一般是在动物实验和科学研究时使用。

（2）间接测压法：现在普遍用水银柱袖带血压计和听诊器测量血压的方法，就是间接测压法，是由俄国医生柯氏发明的。柯氏命名了血压听诊的5个音，以其中的2个音来表达收缩压和舒张压，形成了能够推广应用的听诊测量法，从此才使高血压的临床诊断、治疗、科学研究、流行病学调查和药物开发等成为可能。他的听诊测量法沿用至今，已有100年以上的历史了。描写血压听诊的文章，把这5个音分别命名为柯氏第1相、第2相、第3相、第4相和第5相，以纪念他的功勋。间接测压法方便，可以多次测量，对身体没有损伤。仪器不容易损坏，可以长期使用。

测量血压的血压计有哪几种，各有什么优缺点？

现在临床上应用的血压计有以下几种：

（1）水银柱袖带血压计，又称汞柱血压计。这是临床应用最早，应用历史最长的血压计。只要血压计质量完好，操作规范，测量出来的血压准确性好。目前它仍是我国应用最广泛的血压计。其缺点是水银污染环境。今后将逐渐被淘汰，而以自动电子血压计代替。

（2）无液血压计，又称机械表式血压计。其数字刻度较小，不容易看清，误差较大。这种血压计用了一段时间后，必须与标准的水银柱袖带血压计进行校对。因为机械部件用久了，会影响准确性。这种血压计应用得很少。虽然它体积小，轻便，但是不容易准确，估计今后没有应用前途。

（3）电子自动血压计。根据袖带放置的部位，有上臂式、手腕式和手指式。根据充气方式又可分为自动充气和人工充气两种。根据世界卫生组织、国际高血压学会和我国高血压防治指南的建议，应该采用上臂式。它比较准确。手腕式和手指式准确性比较差，不推荐应用。至于选自动充气还是人工充气，建议应用自动充气比较好。因为一般都是患者自己给自己测量血压，测量时患者宜处于安静状态，用一只手来充气，可能对测量的血压数值有影响。

这种电子血压计只要按说明书上的规定操作，按一下按钮，血压数值及脉率都会在液晶屏上显示，很方便。患者不需要专门学习测量血压的方法。

从环保角度考虑，今后会淘汰水银柱袖带血压计，而选择电子自动血压计。现在生产电子血压计的厂家很多。国际上有规定，每一种型号的电子血压计，必须经过有关机构的检测，证明合格，才可以应用。现在美国、英国以及欧盟等国家都有检测的官方权威机构。合格产品必须有这些机构颁发的合格证书。但是我国现在还没有这样的机构。现在国内外的专家、学者和各国的高血压专门机构以及《中国高血压防治指南》都提倡家庭自测血压，要自测血压，就更需要应用电子血压计。

测量血压时，患者应该注意什么？

测量血压前应该休息5~10分钟，因为活动、说话、情绪紧张等都会影响测定的血压值。餐后、运动后不能立即测量血压，至少要休息15~30分钟。有小便必须排空。有大便的便意，要在排空大便后休息片刻，再去测量血压。测量血压前，30分钟内不要喝咖啡，不饮酒，不吸烟，不饮浓茶。

测量血压时患者处坐位。要坐正，座椅要舒适，双腿要并拢。上臂平放在桌面上，高度与心脏处在同一水平上。应该裸露右上臂，或只能留内衣袖子，但是必须平整。测量时患者的心态应该平静，不东张西望，不与人讲话，不把眼睛盯在血压计的水银柱上，呼吸平稳。

怎样才算是正确的血压测量方法？

正确的血压测量方法。测量血压前，患者要做到前面所列举的各点。

测量血压前，测量血压的房间，与室外的气温不能相差很大。冬天测量血压房间的温度，不能过低，因为患者必须裸露右上臂或只留内衣衣袖。如果房间的室温过低，患者勉强脱去衣服，会感觉到冷。在这样的情况下，血压会升高，测量出来的血压，会比原来的血压高出很多。房间的室温要以患者脱去衣服后，不觉得有冷意。要注意有的患者，实际上是觉得有点冷，但是为了配合医务人员能快点测量好血压，就说不冷。

血压计的袖带气囊的长度和宽度，对测量出来的血压数值的准确性非常重要。国际上的专业机构都有明确的规定。气囊太宽，测量出来的血压比实际的血压低。气囊太窄，测得的血压会比实际的血压高。气囊宽度与上臂的周径的最佳比例是0.4。气囊的长度应该是其宽度的2.5倍。现在市面上供应的袖带气囊的宽度和长度是根据大多数人的上臂周径设计的，对大多数人是合适的。但是对于儿童，上臂周径特别大的肥胖者或上臂周径特别小的瘦小者，就需要应用特别规格的袖带气囊。将血压计的袖带紧贴缚在右上臂，袖带下缘应该在肘弯之上2.5cm处。袖带缚在右上臂，不能太紧或太松，以可以插入一个手指为标准。气囊中间部位正好覆盖肱动脉。听诊器的胸件放在肘弯部位的肱动脉搏动处，轻按使听诊器胸件和皮肤全部紧密接触，但是不能压得太重。袖带充气要快，同时一手触摸在腕部的桡动脉搏动处。充气到桡动脉搏动消失后，再充气30毫米汞柱。放气要慢，最好是每秒2~4mmHg。听到的第一音，即柯氏第一相，就是收缩压。接着继续放气，声音突然变轻，然后立即消失。这突然变轻是第四音，也就是柯氏第四相。声音消失是第五音，即柯氏第五相，是舒张压。有的人第四音后，声音一直不消失，过20~30mmHg后才消失，也有一直持续到0mmHg。这时舒张压就要写两个数字。即第四音和第五音。

有心律不规则者，例如有心房颤动者，血压不容易测量，而且每次相差很大。这时只能多测量几次，取其最高值。如果时间允许，测量血压最好能够连续测量3次，中间间隔2~3分钟。一般第一次血压比较高，第二次、第三次比较低，比较符合平时的血压，所以比较可靠。如果有些患者有特殊情况，例如右上臂瘫痪，残疾，可以测量左上臂的血压，并注明左上臂。

如果两上臂血压差别比较大，则需要测量两上臂的血压。个别患者需要测量下肢血压，需要应用特制的袖带气囊。这需要在专科医院进行。有的患者尤其是老年人，或服用特殊药物的患者，需要测量立位血压，这也需要在医院由医务人员测量。

高血压患者自己测量血压有什么好处？

在家中自己测量血压，测得的血压数值，能代表他（她）真正的血压水平。因为在家中测量血压，一点不紧张，心态平静。与自己平时的状态完全一样。而在医院门诊时测量血压，尤其是第一次门诊，医生也比较生疏，患者的心态多少有点紧张，与平时在家里不一样。所以这时测得的血压，会比较高。

20世纪90年代，一位国际著名的美国高血压专家来访，他讲过这么一件事。有一位高血压患者，慕名去他处门诊，开车几小时才到他的诊所，当时测量的血压很高，为200/120mmHg左右。患者对他说，我平时血压没有这么高。这位专家告诉他，你回去时，每隔半小时测量一次血压，一直测量到你到家时为止。把结果告诉我，我再指导你应该用多少降压药。这位患者遵照医生的嘱咐，每半小时测量血压，结果是血压逐步降低。3~4小时后到家时，血压降至（150~160）/100mmHg左右。

上面已经讲过，测量血压最好连续测量3次，中间间隔2~3分钟，这在医院门诊时是无法做到的，因为医院门诊患者多，只有自己测量血压可以做到。

现在世界各国都提倡高血压患者自己测量血压。这是好事。但是必须提醒大家的是，血压计要认证合格的，操作要规范。不合格的血压计，不规范的操作，会使测量出来的血压不准确。

为什么冬天测量血压容易产生误差，怎样避免？

冬天气温比较低，如果在医院的门诊室测量血压，因为现在的医院设备比较好了，都有空调设备，有的还把温度调得很高。这样与患者家里的温度，可能会差得很多。因为目前大部分的患者家庭，冬天气温不是很低时往往不开空调。气温很低时，开了空调，温度也没有医院里调得高。测量血压的房间室温不同，如果相差不是很大，一般影响不大，如果相差比较大，就会使两处测量的血压值，相差较大。

冬天里患者衣服都穿得比较多，测量血压时不可能裸露上臂或只留内衣衣袖。结果袖带只能缚在衣袖外面，听诊器的胸件就只能放在衣袖外面，如果强行把衣袖拉上去，再缚袖带，那么袖带下缘就在肘弯以下，听诊器的胸件就只能塞在袖带下面。勉强脱去所有外衣，使患者感觉到寒意也不好。在患者觉得冷的时候，测量出来的血压会比较高。所以冬天测量的血压，往往会有误差。

曾有一位患者，他了解这种情况。为了使自己的血压能够测量得准确，他来门诊时只穿内衣和背心，外面穿了一件厚的外套，外套的衣袖安装了拉链。门诊测量血压时，就把右衣袖的拉链拉开，右上臂只有内衣衣袖，能够正确缚上袖带，而患者一点也不觉得冷，使血压测量得非常准确。这位患者的方法，值得仿效。

一天24小时中血压怎样变化？

血压有明显的昼夜波动，它与人的生理活动有关。例如一个人早晨6时起床，晚上10时睡觉。起床后血压快速上升，在起床后的2~3小时中，上午6~9时血压最高。以后逐渐下降，到傍晚血压又逐渐升高，下午4~7时是血压的第二个高峰，较早晨的第一个高峰低。睡觉后血压逐渐下降，在半夜1~3时最低。在一天24小时中的血压曲线，表现为两个高峰，一个低谷，类似长柄勺。大多数高血压患者的血压昼夜波动曲线，也与此相类似，但整体水平较高，波动幅度也较大。白天工作时血压在比较高的水平，夜里睡觉的时候血压最低。如果夜里睡眠不好，就会影响睡眠阶段的血压水平。白天如果有剧烈的情绪波动，就会影响白天的血压水平。有的人长期夜班，夜里工作，白天睡觉，正好与一般人相反。那么他的一天24小时的血压波动曲线，也正好与一般人相反。有少数人的24小时的血压波动曲线与大多数人可能会不一样，必须注意。

一年四季血压怎样变化？

血压有一个特点，就是随着气候的冷热变化，会影响血压。根据调查，我国的高血压患病率，以黄河为界，划分为南方与北方。北方地区患病率较高，南方地区则较低。北方寒冷地区的高血压患病率明显高于南方温热地区。日本的国土呈南北狭长分布，北部地区气候较南部地区寒冷，高血压的患病率也是北高南低。有人调查了航海人员，从寒冷的南北极航行到炎热的赤道，血压逐渐降低，从炎热的赤道返航到寒冷的南北极，血压又逐渐升高。新参加航海的人员，这种变化明显大于老航海人员。所以一个人的血压会随着天气冷热的变化而变动，高血压患者则变动更大。

像上海地区，一年四季分明。在"五一"以后，天气逐渐转暖，血压有逐渐下降趋势。在7、8月份的高温季节，气温达35℃以上，血压更加明显下降。如果原来血压水平只轻度升高，此时血压可能会降至正常范围。到"十一"国庆节以后，天气逐渐转冷，血压逐渐升高，11月以后，随着寒流侵袭，气温明显下降，血压上升就更加明显。在12月、1月以及2月期间，尤其是1月份，是上海地区一年中气温最低的月份，血压水平最高。这个过程要持续一段时间。到"五一"以后，天气转暖，又开始第二个周期。

在20世纪60年代，对2个工厂，大约有几千人的血压所做的观察表明，7月份工人的血压明显低于1月份的血压，高血压患者的差别更加明显。季节变化引起的血压变动，应有足够的认识，才能采取相应的措施。

血压的高低在人群中是怎样分布的？

根据我国几次调查的结果显示，随着年龄的增加，血压逐渐上升。我国是多民族的国家，除汉族外，有不少少数民族。血压水平朝鲜族最高，其次分别是藏族、黎族、哈尼族，最低为彝族。我国北方地区的居民的血压水平要高于南方地区的居民。城市居民的血压水平高于农村居民。从事紧张工作的人的血压水平要高于其他工作不太紧张的。男的血压水平高于女的。脑力劳动者的血压水平高于体力劳动者。年龄越大，血压水平也越高。

外国一些发达国家如美国等，血压水平较我国为高。产生这些差别的原因，可能还有其他因素，例如生活习惯、环境因素、经济水平、劳动方式和饮食习惯等都有关系。

正常血压的标准是根据什么制定的？

血压在人群中的分布与身高、体重的分布一样，是连续的，正常血压与高血压之间没有明显的分界线，那么如何来确定正常血压和高血压的标准呢？这是根据多年来的调查研究的资料，由国际上有关的专家学者共同开会研究制定的。而且随着调查研究工作的不断进展，标准不是一直固定不变。

最近世界卫生组织、国际高血压学会和中国高血压联盟制定的正常血压标准是<120/80mmHg。过去并不是这样的。以前曾是以≤140/90mmHg作为正常血压标准。而我国则另有规定，随着年龄的增加，把正常血压标准中的收缩压水平提高，认为收缩压升高是年龄增加的生理现象。超过40岁的人，正常血压的收缩压，每增加10岁，收缩压增加10mmHg，60岁以上老人，正常血压的收缩压的高限为160mmHg。

现在为什么要做改变呢？因为近几年的研究资料显示，血压在（120~140）/（80~90）mmHg的人群，其发生并发症的可能性还是超过血压低于120/80mmHg的人群。而收缩压升高并不是没有害处的生理现象。收缩压升高的危害性，并不比舒张压小，其危害性比起舒张压来，是"有过之而无不及"。所以现在就把正常血压的标准调整为<120/80mmHg（不管年龄大小）。现在还有一些患者，认为自己年龄大了，正常血压的标准应该比年轻的人高一些，就是受过去规定的标准的影响。现在大家可以了解调整正常血压标准的原因了，所以这绝不是个别专家学者的一时心血来潮，它是有科学根据的。

高血压的标准是根据什么制定的？

同正常血压标准的制定一样，是根据多年来的调查研究的资料，由国际上有关的专家学者共同开会研究决定的。在制定正常血压标准时，也同时制定了高血压的标准。同样随着正常血压标准的变化，高血压的标准也跟着要变化。现在高血压的标准是≥140/90mmHg，在正常血压与高血压之间，即（120~139）/（80~89）mmHg之间，称为正常高值。过去也不是这样，过去的高血压标准曾经是≥160/95mmHg，而把与正常血压之间，即160/95mmHg与140/90mmHg之间定为"临界高血压"。这也是由于近年来的研究结果，才做出调整的。今后如果又有新的调查研究结果出来，又将会有新的变动。

儿童的正常血压标准是怎样制定的？

近年来有一些流行病学的调查资料显示，原发性高血压起源于儿童时期。青少年的年龄增加，血压也会随着升高。那些在幼年阶段，血压处于比较高的水平者，以后血压也会在较高水平，成年期发展为高血压的可能性也比较大。因此近年来，儿童高血压越来越受到重视，并有很多研究人员在进行深入研究。

儿童血压的测量，除了与成人一样，要严格按操作规范进行之外，还有一些不同的地方。①成人的舒张压以柯氏第5相（音消失）作为舒张压，而儿童则以柯氏第4相作为舒张压。②儿童好动，所以测量血压时应该有足够的时间休息，使其安静下来。③要多次测量，间隔几天再测量。不能单凭少数几次血压，就下定论。④测量血压时，不能用成人袖带。不同年龄的儿童，要用不同长度和宽度的袖带。

儿童测量血压，必须根据年龄，最好根据他们上臂的长度和周径来选择合适的袖带气囊。理想的袖带气囊的宽度应至少等于右上臂臂围的40%，袖带气囊的长度至少包绕上臂围的80%，气囊宽度与长度的比值至少为1∶2。根据上臂的粗细，选择合适的袖带气囊。

儿童正常血压的标准目前常用的有3种：①学龄前期：<110/70mmHg。学龄期：<120/80mmHg。②国际上现在统一采用百分位数（这是统计学概念），正常血压应该在该年龄性别组的90%位数值内。③血压在年龄性别组血压平均值2个标准差内（这是统计学概念）。随着成人正常血压值的调低，儿童正常血压的标准应该也要改变，但是目前还没有调查研究的科学资料，所以没有新的标准。今后如果有新的研究资料，也许也会变动。《中国高血压防治指南》（2010年修订版），根据我国11余万儿童、青少年血压调查数据研制出的中国儿童、青少年血压参照标准，可以参考。（该指南中的表13、14）。

儿童血压与哪些因素有关？

（1）儿童血压随着年龄增长，会起变化。根据调查的资料显示，一般从出生到20岁，收缩压平均每年升高1~2mmHg，舒张压平均升高0.5~1mmHg。出生后前2年，8~9岁，11~12岁和13~14岁的年龄段，收缩压出现快速增长。

（2）第二性征发育对青春期血压上升有一定影响。第二性征发育程度高者，血压增幅相对比较大。女孩性成熟早于男孩，进入青春发育期前，女孩的血压水平略高于同年龄的男孩。以后男孩的血压增长幅度大于女孩。

（3）与身高、体重也有关系。不少调查研究资料显示，身材高大、体重指数高者，血压水平也比较高。根据北京地区国家"七五"和"八五"期间对902名6~12岁儿童进行6年的血压随访观察，体重指数≥25kg/m^{2}的儿童，血压增高明显高于体重指数<25kg/m^{2}的儿童。前者血压增长值较后者高2/4mmHg。［体重指数=体重（kg）/身高（m）的平方］。近年来发现，50%以上的儿童高血压伴有肥胖。43%的儿童高血压，20年后发展成为成人高血压，而儿童血压正常的人群中，发展为成人高血压的比例，只有9.5%。

（4）儿童血压水平与遗传有关。研究资料显示以下现象：①出生时的低体重胎儿与以后的高血压有关联。②出生时母亲的年龄增加10岁，儿童的血压增高1mmHg。母亲血压高的，比母亲血压正常的儿童，血压平均要高0.96mmHg。

高血压患病率与年龄大小有关吗？

高血压患病率与年龄大小明显相关。随着年龄的增加，高血压患病率也逐步上升。不论男性或女性，都是如此。例如1991年的资料中，男性15~19岁组的高血压患病率是3%，25~29岁组上升为5.07%，35~39岁是8.74%，45~49岁是15.51%，55~59岁是26.39%，65~69岁是38.28%，

≥75岁是46.9%。女性的情况也是如此。

患者看高血压门诊要注意什么?

高血压患者看门诊,如果有一定的认识,事先做好一些准备工作,那么就能够做到"事半功倍"的效果,病人会感到很满意。实际上看其他疾病,也是一样。因为门诊患者很多,一般3级医院,一名医生一个半天(4小时)的门诊,大约看20名患者,就是说每小时平均看5名患者,每名患者平均只有12分钟。有的患者对医生叙述病情,像讲故事一样,而且不管是否对疾病有关,都详细叙述,已经讲了10分钟,有的甚至讲了20分钟,还没有把自己的病情讲清楚。要看完这样的患者,至少要30分钟时间。如果每名患者都是这样,那么一个半天只能看8名患者。所以说到医院看病,应该预先把要介绍的病情的重要部分写下来,要解决什么问题,也写下来。这样你可以用不长的时间,把病情说清楚。接下来医生可能还会问一些你没有讲到,但是很重要的问题。然后再进行体格检查和测量血压,最后开处方。这样做才是事半功倍。

如果患者已经在某些医院看过病,那么就应该把那些病历以及各种实验室的检查报告一起带来。已经做过的检查,就不需要重新再做了。这样可以省去患者的不少精力和财力。

有这样的患者,来自于外地,已经在这个城市的好几家大医院看过病。来本院看病时,根本不提已经看了好几家医院,在外地看的医院也不讲。到最后结束时,医生说需要做一些检查,才告诉医生,已经在外地和本城市看过好几家医院,并把各种检查的报告拿出来,并夸奖医生水平很好,与其他大医院的诊断是一样的。这种患者把看病当成"算命"。因为算命是不告诉你信息的,让你去算。算对了,说明你这位算命先生水平高(其实算命时,你不告诉他,他会转弯抹角套你的话,是你不知不觉地告诉他的)。如果以这样的态度看门诊,对患者来说,是得不偿失的,没有必要这样做。

高血压患者看专家门诊的目的是什么？

高血压患者很多，大部分是在基层医院看病，而且大部分患者都得到了很好的治疗。需要到3级医院看病的，只是其中的一部分患者，而需要去看专家门诊的当然更少。一般专家门诊，特别是特需或特约专家门诊，挂号费比较贵，患者不可能经常去看，只有病情比较重或者病情比较复杂，在基层医院或一般门诊不能解决问题时，才去看的。所以患者去看专家门诊时，一定要明确去看病的目的，要解决什么问题？一般讲，高血压患者去看专家门诊的目的主要有两个。第一是怀疑有继发性高血压可能，需要明确诊断。第二是原发性高血压，已经应用了不少降压药，但是血压仍很高，需要调整治疗用药方案，使高血压得到控制。当然可能会有其他目的。例如已经有了高血压，是否能够怀孕，怀孕期间是否可以服用降压药，哪些降压药可以服用？哪些降压药不能服用等。总之去看专家门诊时，一定要明确目的。

高血压的危害性是什么？

高血压如果不很好治疗，把升高的血压降下来，就会引起一些并发症，从而使患者的寿命缩短。高血压的主要并发症是脑卒中（平时大家称中风）、心肌梗死、心力衰竭、肾功能衰竭等。我国以脑卒中最多，而且其中有不少是脑出血。其次才是心肌梗死和心力衰竭。而发达国家的白种人，以心肌梗死和心力衰竭最多，脑卒中远较我国为少，而且大部分是脑梗死，脑出血比较少。发生并发症后，重者可以丧失生命，存活者往往致残，给患者和家属带来痛苦和负担，给国家也带来沉重的经济负担。

我国脑卒中的年发病率为250/10万人，冠心病事件的年发病率为50/10万人，前者是后者的5倍。2013年我国心血管病的病死率农村为207.3/10万人，城市为259.4/10万人。全国每年心血管病死亡350万人，每10秒钟就有1人死于心血管病。

高血压怎样分类？

高血压根据发病原因来分，可以分为继发性高血压和原发性高血压两大类。继发性高血压是有原因的，例如肾脏疾病可以引起高血压，如果这个肾脏疾病是可以根治的，那么随着这个肾脏疾病的治愈，高血压也治愈了。高血压只是这个肾脏疾病的许多症状之一，所以又称为"症状性高血压"。原发性高血压原因复杂，不是单个因素引起的，是遗传和环境相互作用的结果。

高血压与高血压病有什么区别？

高血压包括继发性高血压和原发性高血压的所有高血压。高血压病则是指原发性高血压。有的书本上写得很清楚，原发性高血压又称高血压病。但是有很多人，没有搞清楚，把高血压与高血压病混为一谈。

原发性高血压能够治愈吗？

原发性高血压的发病原因现在还不知道，引起原发性高血压的原因很复杂，总的来说，是遗传和环境因素相互影响，相互作用的结果。但是也不是像其他遗传性疾病那样，遗传因子比较单一，比较肯定。原发性高血压有遗传因子，但是不是单一遗传因子引起的。它与多个遗传因子有关，而且还要与某些后天的多个环境因素互相配合，互相作用，才能发病。所以现在我们只能说，原发性高血压的真正原因还不知道，现在还不能治愈。

什么是良性高血压？

高血压按照预后的好坏来分，可以分为"良性高血压"和"恶性高血压"两大类。

　　良性高血压患者的预后比较好。患者患病多年，病情发展很慢。其中有一部分直至年老时，也不是因为高血压的并发症而死亡。曾有文献报道，在没有降压药时代，这类高血压患者中的50%左右，不是由于高血压的并发症而死亡，而是死于其他疾病，例如癌肿等。所以把这类高血压患者当成是患了良性肿瘤一样，对人体的健康似乎没有大的影响，就称之为"良性高血压"。可是后来随着科学技术的发展，经过调查研究，发现情况并不是这样。这类所谓良性高血压患者，经过长期的随访观察，其发生并发症的机会，明显超过正常血压者，其寿命也较正常血压者要短，只不过是它的病情发展很缓慢而已。所以现在已经不称良性高血压了，而改称"缓进型高血压"。

什么是恶性高血压？

　　"恶性高血压"是与"良性高血压"相对而言的。近年来降压药不断出现，绝大部分的高血压患者的血压都能够得到控制，所以现在恶性高血压很少见。上海市高血压研究所自从1958年成立至今已经60多年了，记录的恶性高血压患者大约300例，而且大部分都是外地来的患者。过去在没有降压药的时代，患了这种高血压，没有办法把升高的血压降下来，所以预后很差。大多数的患者不久就要死亡，正像患了恶性肿瘤一样，所以称为"恶性高血压"。可是现在情况就不是这样了。不但这种高血压已经很少，即使患了恶性高血压，只要能够早期得到诊断，早期治疗，把升高的血压降下来，预后依旧可以很好。越早治疗，预后越好，可以达到良性高血压的水平，因此现在就不应该再称为恶性高血压了，只不过是它的病情发展非常快而已，所以现在改称"急进型高血压"。

什么是高血压的知晓率？

　　高血压的知晓率是指在人群中，高血压患者自己知道患了高血压的比例。1991年的调查，我国高血压患者的知晓率，城市是35.6%（其中男性为32.1%，女性为39.4%），农村是13.9%（其中男性为11.7%，女性为15.9%），明显低于城市。城市与农村合计，知晓率是26.3%。也就是说，在人群中，每4个有高血压的患者，只有一个人知道有高血压。2002年的调查是30.2%，2004~2005年的调查是48.4%，在逐渐提高。可是与美国相比较，还是有很大差距。美国在20世纪80年代是60%，2000年是70%。2015年的调查为51.6%，有明显提高。

什么是高血压的治疗率？

高血压的治疗率是指高血压患者在接受治疗的比例。1991年全国血压调查人群中，正在服用降压药的比例，城市是17.1%（其中男性为14.7%，女性为19.7%），农村是5.4%（其中男性为4.4%，女性为6.4%）。城市与农村合计，治疗率是12.1%。也就是说，每8~9位高血压患者中，只有一位患者在治疗。2002年的调查是24.7%，2004~2005年的调查是38.5%。提高比较明显，可是与美国相比较，相差还是很大的，美国在20世纪80年代是40%，2000年是59%。2015年的调查是48.8%，也有明显提高。

什么是高血压的控制率？

高血压的控制率是指高血压患者服用降压药，其血压控制在正常范围（140/90mmHg以下）的比例。1991年的调查，城市是4.1%（其中男性为3.3%，女性为4.9%），农村是1.2%（其中男性为1.0%，女性为1.4%）。城市与农村合计，控制率是2.8%。也就是说，在进行高血压治疗的每100位患者中，只有3位患者的血压控制在140/90mmHg以下。2002年的调查是6.1%，2004~2005年的调查是9.5%，提高比较明显，但是与美国相比较，还是比较低的。美国在20世纪80年代是25%，2000年是34%。2015年的调查是16.8%，也有明显的提高。

什么是动态血压监测？

24小时动态血压监测就是用一种仪器，在患者正常活动状态下，定时记录血压。一般是每隔15~60分钟测量记录一次。患者可以正常工作和睡觉，它也有袖带缚在上臂，会按时自动充气。通常是每隔30分钟测量记录1次。一天24小时中可以测量记录48次血压。能够测量记录到24小时中的血压变化。比起平时的血压测量有更多的血压变化数据，当然要比偶尔测1~2次血压要优越得多。但是这种测量记录血压的仪器很贵，基本上都是进口的，而且每个仪器一天只能测量一位患者。我国高血压患者非常多，每位患者都用它来测量记录血压，那是不可能的，也没有必要。现在一般的大医院，也不过只有几只，小的医院根本没有。

高血压患者什么时候需要进行24小时动态血压监测？

大夫在门诊中经常遇到这样的患者，他（她）来看病时血压是正常的，但是他们在晚上，觉得头痛，心跳，这时测量血压很高。这样的患者就需要监测24小时动态血压。这样可以记录他的24小时的血压变化数据。

还有一些患者，医生、护士给他测量血压时，非常紧张，自己不能控制。结果每次测量的血压总是很高。其实他在不紧张的时候，血压都是不太高的。这种情况被称为"白大衣高血压"或"诊室高血压"。这些类型的患者也需要进行24小时动态血压监测。

动态血压监测可诊断白大衣高血压，发现隐匿性高血压，检查顽固难治性高血压的原因以及评价降压药的降压效果、血压升高程度和血压的昼夜节律等。

什么是单纯收缩期性高血压？

单纯收缩期性高血压是指患者收缩压升高，达到高血压的标准，而舒张压不高，在正常血压范围。按照2005年《中国高血压防治指南》的规定，血压 ≥ 140/<90mmHg称为单纯收缩期高血压。这种高血压以老年人比较多。

什么是"隐性高血压"？

患者在医院，由医生、护士测量的血压是正常的，而自己回到家中，测量的血压却是高的，达到高血压的水平，正好与"白大衣高血压"或"诊室高血压"相反。这种情况称为"隐性高血压"，是近来有人提出的。这种高血压应该是很少的。随着家庭自己测量血压的推广，自动电子血压计的应用和24小时动态血压监测的增加，这种隐性高血压也就有增加的可能。但是必须注意家庭自己测量血压的准确性。因为测量时的操作是否规范，是一个很大的问题。操作不规范，就会造成误差。此外，电子血压计和24小时动态监测血压的仪器是否合格也是一个影响数值准确性的关键。仪器不合格，测量出来的数据也就不会准确。

什么是高血压的危险程度？

大家都知道，患了高血压以后，就有发生高血压并发症，例如脑卒中、心肌梗死等的危险性。国外一些有关高血压预后的研究机构，长期随访了大量的高血压患者，总结出来一套预测高血压患者发生并发症危险性程度的方法，把高血压患者的危险程度分为低危、中危、高危和很高危4级。

低危是发生并发症的危险性很小，不容易发生并发症。

中危是发生并发症的危险性要比低危者高一些，但还是不大高。

高危是发生并发症的危险性比较高，比较容易发生并发症。

很高危是发生并发症的危险性很高，非常容易发生并发症。

如果是高危和很高危的高血压患者，必须立即治疗，把升高的血压降下来。因为这类患者随时可以发生并发症，到发生并发症的时候再开始治疗，已经为时太晚了。

我国高血压的患病率是多少？

我国于1959年、1979年、1991年、2002年、2012年的5次全国范围的调查，高血压的患病率分别为5.1%、7.7%、13.6%、18.8%和24%，患病率明显升高，现在估计全国有高血压患者2.7亿以上。根据最近的国家卫健委心血管病报告，我国高血压患者估计已经达到3亿人，每年以1000万人的速度增加。我国各地区高血压患病率不是完全一样的。北方地区居民高血压患病率高于南方居民，城市居民高于农村居民，但是近年来，农村居民高血压患病率上升较快，可能与近年来农村城市化有关。高血压患病率随年龄增大而增加，年龄越大患病率越高。2015年的调查患病率是27.9%，说明患病率呈增高趋势。

我国脑卒中的发生率是多少？

血压升高是我国人群脑卒中发病的最重要危险因素。我国为脑卒中高发国家，1997年的研究报告，北京35~64岁男性，脑卒中事件发生率为247/10万人，女性为175/10万人。我国每年新发生脑卒中患者200万人，每年死于脑卒中患者约150万人，累计存活脑卒中患者600~700万人。血压水平与脑卒中发病危险呈正相关。收缩压每升高10mmHg，脑卒中发生相对危险增加49%（缺血性卒中增加47%，出血性卒中增加54%）；舒张压每升高5mmHg，脑卒中危险增加46%。中国和日本人群中，血压升高对脑卒中发病的作用强度为西方人群的1.5倍。老年脑血管病患者，与平均收缩压水平有关。血压水平与脑卒中发生的危险性密切相关，收缩压每升高10mmHg，脑卒中危险性就增加25%。社区干预治疗可使脑卒中发生的危险性下降31%。

2018年《中国高血压防治指南》中指出，我国脑卒中的年发生率为250/10万人。

脉压与并发症的发生有关吗？

近年来的研究发现，脉压太大容易引起并发症的发生。国内外对老年人高血压的调查研究显示，60 岁以上老年人脉压与总死亡、心血管性死亡、脑卒中和冠心病发病均呈显著正相关。我国的研究提示，老年脑血管病患者脉压水平与脑卒中再发有关。

年龄与并发症的发生有关吗？

年龄也与脑卒中的发生有关。例如北京的调查研究，北京 35~74 岁居民，年龄每增长 10 岁，脑卒中发生率增高 1~4 倍。所以年龄越大，脑卒中发病率越高。脑卒中发病率男性高于女性，为女性的 1.2~3.1 倍。但 60 岁以后性别差异缩小。

什么是外科可治愈的继发性高血压？

继发性高血压是相对于原发性高血压而言，它只占高血压总数的 5% 左右。这 5% 的继发性高血压中的一小部分，是可以用外科手术治愈的，从而也根治了高血压。这类继发性高血压中最常见的是原发性醛固酮增多症、肾动脉狭窄和嗜铬细胞瘤。例如嗜铬细胞瘤，用外科手术切除肿瘤，高血压也就根治了。原发性醛固酮增多症中的腺瘤，也可以用手术方法切除而得到治愈，高血压也因而根治了。肾动脉狭窄用手术方法或血管介入的方法，把狭窄纠正，使肾动脉不狭窄了，肾动脉血流畅通了，高血压也消失了。这些高血压患者就是外科可以治愈的继发性高血压患者。

怎样计算体重指数？

单凭体重，不能决定是否超重，因为人的身高与体重有明显的关系。身体高的人，体重自然也就重了。所以要决定正常的标准体重，应该考虑身高的影响。把身高的因素排除掉，这样才有可靠性。

过去有人提出一个简单的公式，就是把身高的厘米数，减去 105，余下的数就是正常体重的千克数，这是正常体重的最高限。例如你的身高是165cm，减去105，就是60。那么60kg就是你的正常体重的最高标准。如果超过60kg，就要算超重了。在实行时，有的人把它加减5%~10%。即在60kg的基础上加减3~6kg，算作正常体重的标准。那么身高165cm的人，正常的体重标准是54~66kg。这种方法很简单，不需要复杂的计算。只要正确测量一下身高，就可以知道正常的体重应该是多少。但是它的正确性不是很高。

所以现在国际上都采用体重指数。英文缩写是BMI。计算的公式是体重指数=体重（kg）/身高（m）的平方。例如上面这位的身高是165cm，就是1.65m，体重是60kg的话，那么他的体重指数是$60/(1.65)^2$，即60/2.7225=22.038。小数可以不计。所以他的体重指数（BMI）是$22kg/m^2$，属于正常范围。我国成人的正常体重指数是$<24kg/m^2$，超重是$\geqslant 24kg/m^2$，肥胖是$\geqslant 28kg/m^2$。体重指数正确性比较好，计算也不复杂，所以现在全世界都用它。

高血压患者什么时候可以在基层社区医院看病？

我国高血压患者估计已经有两亿人。如果都到大医院去看病，那是不可能的，实际上也没有这个必要。高血压患者虽然人数很多，但是大部分都是1级高血压的轻度患者。他们的血压水平只是轻度升高。血压一般都在160/100mmHg以下。一般用1~2种降压药，血压就能降到正常水平。这类患者可以在基层社区医院看病，做一些我国高血压防治指南中规定的常规检查。这些检查一般的基层社区医院都能做，而且费用也不贵，检查结果大部分患者都是正常的。这类患者可以继续在基层社区医院治疗随访。基层社区医院的医生完全有能力治疗这类患者，高血压患者完全可以放心。

有些血压比较高的患者，如果属于2级中度高血压，即血压水平在（160~179）/（100~109）mmHg范围，也可以先在基层社区医院做一些常规检查，同时进行降压治疗。如果常规检查结果，发现有继发性高血压可能，或者经过降压药治疗后，血压不能降到正常或合适的水平，或是常规检查发现心脏或肾脏等器官有异常，这时可以把患者转到大医院的专科。

如果患者的血压很高，属于3级重度高血压，或者血压高度虽然属于2级中度，但是有明显的心脏、脑或肾脏等并发症，或合并糖尿病，这类患者的危险程度属于高危或很高危，是很容易发生高血压的并发症的，尤其是脑卒中。年龄大的老年高血压患者，更容易发生并发症，应尽快转到大医院去治疗，不宜延误。

不论患者的高血压水平是1级、2级或3级，也不论其危险程度是低危、中危、高危或很高危，发现有继发性高血压可疑时，尤其是有外科手术可以根治的继发性高血压可疑时，必须转到大医院的专科门诊，明确诊断。因为这类患者的检查、确诊以及以后的外科手术治疗，在基层社区医院都是没有条件做的。

所以高血压患者首先可以先去基层社区医院看病，医生会根据你的病情，决定你继续在基层社区医院看病治疗，还是需要转到大医院的专科门诊。转到大医院专科治疗的患者，问题得到解决，诊断明确，治疗方案已定，血压已经得到控制，应该做外科手术的也已经做了，只需要继续服用降压药和随访观察。这时大医院的专科门诊又可以把患者转回基层社区医院，继续治疗观察。遇到以后病情发生变化，还可以再次转到大医院的专科门诊。

高血压患者什么时候需要到大医院的专科门诊看病？

高血压患者有以下情况时需要到大医院的专科门诊看病。

（1）属于"急进型高血压"（过去称恶性高血压）的患者，必须立即去大医院的专科门诊。这种患者现在虽然很少，但是病情进展很快，所以不要按照上面介绍的步骤，一步步地进行。一般这种患者血压都很高，血压持续（不是偶尔一次）在200/120mmHg以上，眼底有渗出、出血或视神经盘水肿，视力下降，肾功能快速减退。

（2）有外科手术可以治愈的继发性高血压的可能，例如嗜铬细胞瘤、原发性醛固酮增多症和肾动脉狭窄等，也必须到大医院的专科门诊，明确诊断，进行治疗。

（3）已经在基层社区医院治疗了一段时间，也服用了不少降压药，但是血压仍旧没有达标。如果基层社区医院的医生，无法使血压达标，患者可以到大医院的专科去门诊。重新调整降压药或再进行一些补充检查，是否有继发性高血压的可能？找一找血压不能达标的原因，是降压药的剂量不够还是降压药的配伍不恰当，还是患者没有很好配合，例如经常忘记服药；有吸烟、酗酒等不良的生活习惯，没有决心改变；体重超重或肥胖的患者，没有采取措施，使体重下降；经过治疗后，如果血压达标，患者依旧可以回基层社区医院，继续治疗随访。

（4）一些病情复杂，高血压顽固的患者，血压始终不能达标，需要到大医院的专科门诊，进行必要的检查，分析高血压顽固的原因，调整用药方案，争取血压达标。这类患者如果血压达标后，由于病情比较复杂，仍需要在大医院的专科门诊，因为病情可能有反复。一般不宜转回基层地段医院。

（5）转到大医院专科门诊的患者，往往需要进一步的检查，有时不能在门诊进行，需要住院。

贫血和低血压是一回事吗？

不是一回事。根本是两种病。为什么会提出这个问题呢？因为已经不止一次地有人问，"我原来是贫血，现在怎么变成高血压了？"其实她是把"贫血"和"低血压"误认为一个疾病了。贫血是依靠测定血液中的红细胞和血红蛋白来诊断的。红细胞和血红蛋白减少才是贫血。低血压是依靠测量血压来诊断的。收缩压低于90mmHg，才能诊断为低血压。贫血和低血压完全是两码事。患者可以同时有贫血和高血压，而且血压可以很高。例如肾功能衰竭的尿毒症患者，贫血很严重，血压也很高。

低血压的患者是不是不会患高血压了？

低血压的诊断是多次测量血压，收缩压在90mmHg以下，并有一定的症状。最常见的原因是因受伤或疾病，大量出血或吐血，造成血压急速下降，甚至出现休克状态。这是急性失血而引起的急性低血压。

一般的慢性低血压的人，往往是体重较轻、比较瘦弱、体质较差或者原来体重和血压都正常，近期因为生病或外科手术，体重急速下降后，血压也会下降到低血压的水平。有的人减肥过度，造成食欲下降，吃得很少，体重急速下降，也会产生血压过低而变成低血压。如果上述的各种因素，都能纠正的话，血压会慢慢上升，恢复到原来的水平。

但是也有一些没有原因的低血压患者，收缩压在90mmHg以下，可是没有不适的症状，身体健康，每天可以跑步1000m以上，找不出低血压的原因。可能与遗传的基因有关，他的父母亲可能也血压偏低。我见到过有这样的人。父亲血压偏低，他的女儿血压也比较低，平时收缩压常常在90mmHg以下。

那么低血压的人是否不会患高血压了吗？大规模的调查随访资料显示，青少年时期血压水平比较低的人群，以后患高血压的比例较少。但这是对大规模的人群来说的。对每个人来说，并不一定。有一位患者，他年轻时身体很好，每天还能长跑。当时他的收缩压在90mmHg以下。但是后来年龄大了，大约是到退休年龄时才发现，他也有高血压了，并且需要服用降压药，才能使血压保持正常水平。所以原来是低血压的人，并不是一定不会患高血压病，也应该定期测量血压。

患了高血压怎么办？

我国有这么多的人患有高血压，那么患了高血压后应该怎么办呢？这就成为一个迫切需要知道的问题。

患了高血压后，有些人紧张得不得了，认为不久要中风了，要心肌梗死了，思想负担很重。另一些人则抱无所谓态度，不看医生，不治疗。因为高血压患者中，虽然血压升高，但是早期往往没有不舒服的感觉。有的人虽然有高血压，没有治疗，活得很长寿，所以他们往往不重视。这两种态度都是不对的。高血压是一种以血压升高为特征的全身性慢性疾病，大部分是原发性高血压，还没有根治的方法。这也就是不少患者担心的原因。

（1）要树立正确的态度，首先必须了解高血压到底是一种什么样的疾病。高血压患者虽然这么多，但是大部分患者（60%左右）的血压只轻度升高。有的只是偶尔升高，以后就转为正常，可维持很长时间。这种大量的轻型患者，预后是比较好的。有的人曾经调查随访过这类患者，大约有50%的患者，建立良好、健康的生活习惯，饮食合理，不吸烟、不饮酒、不超重、不肥胖，没有立即服用降压药，大约一年后血压就不高了。

这种血压轻度升高的患者，发生脑、心、肾等并发症的机会是很少的，所以完全用不着紧张。要改变一下生活方式，注意合理的饮食和生活习惯，定期测量血压。定期去医院门诊，接受医生的指导，如果医生认为需要服用降压药，就按照医生的医嘱用药。

（2）不可以抱无所谓的态度。因为如果血压长期在比较高的水平，不加以治疗，会促使动脉硬化，使脑、心、肾等生命器官受损，乃至功能衰竭，最终发生中风、心力衰竭、心肌梗死和肾功能衰竭等，危及生命或终身残疾。到这时再重视，就太晚了。

（3）"冰冻三尺，非一日之寒"。有些患者，一旦发现自己患有高血压，就会想到卒中。但是这个过程是缓慢的，要经过很长时间，不是一有高血压，就会发生卒中。只有不治疗、长期的血压升高，才会导致这个结果。如果注意合理的生活方式，合理的治疗，预后依旧很好，是不会发生并发症的。

了解了高血压这个疾病的性质后，你就清楚了，不能忽视，正确对待。采取正确合理的生活方式，必要时服用降压药，并持之以恒。不要过度紧张。关键在自己，预后的好坏取决于自己怎么做，命运掌握在自己手中。

怎样看高血压防治指南中的常规检查项目?

我国高血压防治指南中的常规检查有以下项目:

(1)血常规。高血压患者一般不会有异常的。

(2)尿常规。大多数的患者是正常的。如果有一些不正常,最常见是有蛋白阳性,有红细胞、白细胞、管型等。这表示肾脏有病变。那么是肾脏本身有病,还是高血压引起,需要医生来判断。尿中有糖,可能是有糖尿病,但是不一定,必须参考空腹血糖。如果血糖正常,可能不是糖尿病。最好找内分泌科的医生看一下,明确诊断。

(3)肝功能。高血压患者应该是正常的,两者没有因果关系。但是我国肝炎的患者很多,尤其是乙型肝炎。表面上很正常,但是检查肝功能发现不正常。既然与高血压没有因果关系,那么为什么要列为常规检查项目呢?这是因为常规要检查血脂,如果血脂升高,必须服用降血脂的药物。而服用降血脂药物之前,是必须了解肝功能的情况。如果肝功能不正常,是不能服用降血脂药物的。因为即使肝功能正常的人,服用降血脂药物后,会有少数患者肝功能出现异常。如果没有检查过肝功能,在服用降血脂的药物后,发现肝功能异常,是原来肝脏有病,还是服用降血脂药物引起的,医生就无法判断。

(4)肾功能。对高血压患者很重要。肾脏的病变是继发性高血压的一个重要原因,所以肾功能检查有利于发现肾性高血压。肾功能已经损害,特别是严重损害的患者,出现氮质血症或尿毒症时,高血压会变得很顽固。肾功能检查中,肌酐是比较可靠的。尿素氮不大可靠,因为影响它的因素比较多,波动比较大。

(5)血脂。大家比较熟悉,但是不够全面。许多患者说血脂升高,往往是指血甘油三酯升高。血脂一般要包括总胆固醇(一般用TC表示)、高密度脂蛋白胆固醇(一般用HDL-C表示)、低密度脂蛋白胆固醇(一般用LDL-C表示)和甘油三酯(一般用TG表示)。高密度脂蛋白胆固醇升高是好的,它能保护血管不产生硬化。平时人们称它为"好胆固醇"。总胆固醇升高、低密度脂蛋白胆固醇升高和高密度脂蛋白胆固醇降低都是心血管病的危险因素。甘油三酯升高也是危险因素。

（6）血液黏度。在国内外的高血压防治指南中，没有把它列为常规检查项目。

（7）血清钾。对高血压来说，确实是很重要。因为如果没有原因的血钾降低，可能是继发性高血压中的原发性醛固酮增多症。此外，部分患者服用利尿降压药例如氢氯噻嗪（hydroclorothiazide），吲达帕胺（indapamide），会引起血钾降低。血管紧张素转换酶抑制剂和血管紧张素Ⅱ受体拮抗剂，会引起血钾升高。

（8）血尿酸。血尿酸升高会发生痛风，但是我国和国外的高血压防治指南，尚没有把它列为心血管危险因素评定指标。调查研究的资料显示，高尿酸血症也是危险因素。

影响高血压患者预后的因素是什么？

根据国内外的一系列的调查和研究，影响高血压患者的预后好坏，有以下的一些因素：

（1）血压水平。分为3级。3级高血压最容易发生并发症，2级高血压次之，1级比较不容易发生并发症。

（2）年龄。男性>55岁，女性>65岁，是危险因素。所以患者年龄越大，越容易发生并发症。

（3）吸烟。包括被动吸烟，是危险因素。吸烟者容易发生并发症。

（4）血脂异常。是指总胆固醇≥5.7mmol/L或低密度脂蛋白胆固醇>3.3mmol/L或高密度脂蛋白胆固醇<1.0mmol/L。有血脂异常者，容易发生并发症。

（5）早发心脑血管病家族史。父母亲在50岁前发生心脑血管病，对子女发生并发症有影响。

（6）腹型肥胖或肥胖。腹型肥胖的标准是腰围男性≥90cm，女性

≥85cm。肥胖的标准是体重指数（BMI）≥28kg/m²。肥胖者容易发生并发症。

（7）缺乏体力活动。身体处于静态时间太长，缺少身体的体力活动者，容易发生并发症。

（8）有靶器官的损害。例如心电图检查，X线检查或超声心动图检查有左心室肥厚、动脉壁增厚或有动脉粥样硬化斑块（超声检查）。肾功能轻度损害（血肌酐轻度升高），尿液检查有微量白蛋白尿。有这些器官损害者，容易发生并发症。

（9）糖尿病。高血压合并糖尿病的患者，比没有合并糖尿病的患者容易发生并发症。

（10）已经有过卒中的患者，比没有发生过卒中的病人，更容易发生并发症。

（11）合并冠心病（包括心绞痛、心肌梗死、冠状动脉血运重建和充血性心力衰竭）者容易发生并发症。

（12）合并肾脏疾病。肾功能受损（血肌酐升高）、蛋白尿或糖尿病肾病者容易发生并发症。

（13）视网膜病变。眼底有出血、渗出或视神经盘水肿者预后也比较差。

什么是H型高血压？

高血压患者伴有高同型半胱氨酸（血同型半胱氨酸≥10μmol/L）的，被称为H型高血压。有人认为中国人的高血压患者的血同型半胱氨酸升高者比较多，与中国高血压患者的脑卒中发生率较高有关。它是心血管病的危险因素。但是现在尚未得到国内外专家、学者的公认，尚需继续观察和研究。

2018年《中国高血压防治指南》中把血同型半胱氨酸的标准改为≥15μmol/L。

病因篇

◆ 继发性高血压的病因是什么?

◆ 原发性高血压的病因是什么?

◆ 盐摄入量与高血压发病有什么关系?

◆ 肥胖与高血压发病有什么关系?

◆ 吸烟与高血压并发症有什么关系?

◆ ……

继发性高血压的病因是什么？

继发性高血压是由某些疾病或药物等的因素引起的，常见的因素有以下几种：

（1）肾实质性疾病：包括各种肾脏实质的病变，其中最常见的是急性和慢性肾小球肾炎。

（2）肾动脉狭窄。

（3）内分泌疾病：如嗜铬细胞瘤、原发性醛固酮增多症、库欣综合征和肢端肥大症等。

（4）妊娠：妊娠高血压综合征（过去称妊娠毒血症）。

（5）阻塞性睡眠呼吸暂停低通气综合征。

（6）药物引起：升高血压的药物主要有：甘草、口服避孕药、类固醇、非甾体抗炎药、可卡因、安非他命、促红细胞生成素和环孢菌素等。

原发性高血压的病因是什么？

原发性高血压的病因很复杂，它不是单个因素引起的，而是遗传和多个后天因素相互作用的结果。后天的因素有很多，各人都不一样，例如超重或肥胖、酗酒、血脂异常、糖尿病、盐摄入量过高、饮食不合理、缺少体力活动和年龄增加等。

国际公认的高血压发病危险因素是超重、高盐膳食及中度以上饮酒。我国流行病学研究也证实这三大因素与高血压发病显著相关，但又各自有其特点。

盐摄入量与高血压发病有什么关系？

流行病学调查证实，膳食中氯化钠的摄入量与人群的血压水平、高血压患病率呈正相关，即钠摄入量越高，人群的血压水平也越高，高血压的患病率也越高。我国人群食盐摄入量高于西方国家，平均为每日10~15g，明显高于世界卫生组织和我国高血压防治指南推荐的每日食盐摄入量低于6g的要求。北方人群食盐摄入量每人每天12~18g，南方为7~8g。北方人群血压水平高于南方，高血压患病率北方居民也高于南方居民，食盐摄入量北方居民高于南方居民，也是因素之一。人群平均每人每天摄入食盐增加2g，则收缩压和舒张压分别升高2.0mmHg及1.2mmHg。有国外的调查研究发现，高盐摄入对中国人群血压的影响程度，要比对其他国家人群要大。所以高盐摄入是中国人高血压发病的一个很重要的危险因素。

此外，近年来的调查研究发现，钾盐可对抗钠盐的升高血压的作用。我国各地居民的钠盐摄入量普遍较高，而钾盐摄入则严重不足。

肥胖与高血压发病有什么关系？

我国成人正常体重指数为19~24kg/m²。体重指数≥24kg/m²为超重，≥28kg/m²为肥胖。我国居民超重率为30.6%，肥胖率为12%，两者相加是46.6%，已经接近总人口的1/2。换句话说，每2个人中有一个人体重超重或肥胖。我国城市中年人群中，超重者比例已达到33.9%。人群体重指数的差别对人群的血压水平和高血压患病率有显著影响。我国人群血压水平和高血压患病率北方高于南方，与人群体重指数差异相平行。基线体重指数每增加3个数值，4年内发生高血压的危险，女性增加57%，男性增加50%。我国24万成人的数据汇总分析表明，体重指数≥24kg/m²者，患高血压的危险是体重指数正常者的3~4倍，患糖尿病的危险是体重指数正常者的2~3倍。腰围男性≥90cm或女性≥85cm，发生高血压的风险是腰围正常者的4倍以上。与近年来我国人群高血压患病率上升，有很大的关系。

吸烟与高血压并发症有什么关系？

高血压并发症中的脑卒中和心肌梗死与吸烟有明显的关系。吸烟是这两个并发症发生的十分重要的危险因素。吸烟是引起心血管疾病的罪魁祸首。如果高血压患者，同时有血胆固醇升高，再吸烟的话，它还会加强高血压和高胆固醇的有害作用，发生这些并发症的机会就会大大增加。所以吸烟不但本身害处很大，而且还联合其他的危险因素，使这些危险因素的害处增大。现在有的患者，突然猝死，与他长期吸烟有关。

缺少运动锻炼与高血压发病有什么关系？

国家卫健委心血管病报告的资料显示，缺少运动锻炼和身体体力活动不足是体重超重或肥胖的重要原因之一。身体缺乏体力活动者的静态生活时间，必然延长。工作时坐在办公室，在电脑前已经很长时间；回家都是坐车，上楼乘电梯；到家后也不做家务，坐在沙发上看报或看电视，又是静态，没有身体的体力活动。报告的资料中，有这样的数据，业余静态生活时间（用于看电视、阅读书刊、使用电脑和玩电子游戏的时间）越长的人，其体重指数就越大，血压就越高，血糖和血脂都明显升高，超重或肥胖、高血压、糖尿病和高血脂的患病率都明显增加。每日静态生活时间超过4小时的人群，比每日静态生活时间不足1小时的人群，其超重或肥胖的患病率增加1倍，高血压增加18%，糖尿病增加50%，高胆固醇增加80%，高甘油三酯增加70%。

饮酒与高血压发病有什么关系？

按每周至少饮酒一次作为饮酒来计算，我国中年男性人群的饮酒率为30%~66%，女性为2%~7%。男性持续饮酒者比不饮酒者，4年内高血压发生的危险性增加40%。饮酒者往往同时伴有体重超重或肥胖、血脂异常、血糖升高和血尿酸升高。这些也是心血管病的危险因素。

饮酒还会降低降压药的疗效，过量饮酒可诱发急性脑出血或心肌梗死。曾有一名医院员工，与朋友们饮酒后，突然发生脑出血，虽然及时住院抢救，但还是没有几天就去世了，年龄不大，十分可惜。

老年单纯收缩期性高血压的原因是什么？

血压是随着年龄的增大而增高。收缩压的这个增高趋势，伴随年龄增大，一直不变，而舒张压则不是这样，大约到了55岁，以后随着年龄的增大，舒张压就不再增高，甚至反而下降。所以老年人的高血压，就往往是收缩压升高，而舒张压不升高，在90mmHg以下。这种单纯收缩压升高，而舒张压不升高的高血压，称为单纯收缩期性高血压，主要在老年人中最多，占老年高血压患者的50%以上。年龄越大，单纯收缩期性高血压的比例越高。在门诊中，见到的老年高血压患者中，年龄超过75岁甚至80岁以上的患者，几乎都是单纯收缩期性高血压，所以它的原因主要是年龄因素。年龄增大，血管老化，尤其是大动脉——主动脉的弹性减退。心脏收缩时主动脉不能很好扩张，心脏舒张时的弹性回缩也就很有限。而舒张压是依靠主动脉的弹性回缩来维持的，主动脉弹性回缩很小，所以舒张压不但不高，有时反而会比较低。这时为了维持人体的正常血液循环，心脏就增强收缩，使收缩压升高，来进行代偿。所以过去大家认为老年人的收缩压升高，是一种人体的生理性代偿现象，没有害处。可是近几年来的调查研究发现，单纯收缩压升高也是有害的，其危害性不亚于舒张压。所以现在的高血压标准中，收缩压的标准就不随着年龄的增大而提高了。

父母有高血压，子女也会发生高血压吗？

高血压的发病与遗传是有关系的。根据调查的资料显示，父母都有高血压的，其子女发生高血压的患病率，男性是29.2%，女性是39.9%。如果父亲和母亲中有一人有高血压，其子女发生高血压的患病率，男性是25.9%，女性是24.5%，低于父母亲都有高血压者，但还是高于父母亲都没有高血压者。父母亲都没有高血压，其子女发生高血压的患病率，男性是15.6%，女性是15.5%。

同卵双生儿和异卵双生儿的研究中，同卵双生儿两人的收缩压和舒张压都有明显的相关性，这种相关性明显超过异卵双生儿。就是说，同卵双生儿中，如果一个有高血压，另外一个有高血压的可能性，就大大超过异卵双生儿。

父母亲的血压与其子女的血压也有明显的相关。例如父母亲都没有高血压的子女，其儿子的收缩压为119mmHg，舒张压为78mmHg，其女儿的收缩压为119mmHg，舒张压为76mmHg。如果父母亲中有一人有高血压，那么其子女的血压水平就要高一些了，其儿子的收缩压为123mmHg，舒张压为80mmHg，其女儿的收缩压为124mmHg，舒张压为78mmHg。如果父母亲都有高血压，其子女的血压水平就更高了，其儿子的收缩压为128mmHg，舒张压为85mmHg，其女儿的收缩压为126mmHg，舒张压为80mmHg。所以父母亲与亲生子女之间，血压有明显的相关性。父母亲与收养子女之间，血压就没有明显的相关。

从这些数据可以看出，高血压是有遗传影响的。就是说，父母亲有高血压，其子女发生高血压的机会，要比父母亲没有高血压的子女多。所以父母亲有高血压的子女，更应该注意预防高血压的发生，要更注意消除引起高血压的各种危险因素。遗传只是发生高血压的一个因素，而且是不能改变的，也是人们无能为力的。后天因素是能够改变的。如果能够避免高血压发病的各种危险因素，是可以预防高血压的发生的。

父母没有高血压，子女是不是就不会患高血压了？

不是的。上面的资料中，父母亲都没有高血压，其子女的高血压患病率还是有15.5%左右，只是发病的机会相对少一些，不是不会患高血压。遗传只是高血压发病的一个重要因素，但不是唯一的因素。如果父母亲没有高血压的子女，不注意高血压的其他发病因素，也会发生高血压的。所以有高血压家族史的人，不要背上思想包袱。而没有高血压家族史的人，也不要盲目乐观。

高血压患者容易同时患糖尿病吗？

是的。根据国家卫健委心血管病报告，高血压患者中大约有20%合并糖尿病，所以可以说，高血压与糖尿病是"姐妹病"。有人认为高血压与糖尿病有共同的遗传基础，而且发生糖尿病的危险因素和发生高血压的危险因素也十分相似。例如超重或肥胖者容易引起高血压，也容易引起糖尿病。缺少身体活动，静态生活时间太长，容易引起高血压，也容易发生糖尿病。恰当的运动锻炼，有利于防止高血压的发生和使高血压患者的血压下降，也对糖尿病的发生起预防作用，对已经有糖尿病的患者，会使血糖下降。

高血压患者同时会有血脂异常吗？

是的。血脂一般包括总胆固醇、高密度脂蛋白胆固醇、低密度脂蛋白胆固醇和甘油三酯。血脂异常是指总胆固醇、低密度脂蛋白胆固醇和甘油三酯升高以及高密度脂蛋白胆固醇降低。但是患者往往概念模糊，单纯地将甘油三酯升高认为是血脂升高。

现在有一种疾病叫代谢综合征（简称MS）。它是一种以肥胖、高血糖、血脂异常以及高血压等症状为指标，严重影响人类健康的一组临床症候群，所以高血压常常与血脂异常同时出现。这个代谢综合征有遗传因素，也有共同的后天环境因素。从这个代谢综合征可以看出，高血压患者往往会有血脂异常。我国血脂异常的患病率是18.6%，与高血压的患病率不相上下。血脂异常中，我国人民主要是甘油三酯升高，高甘油三酯血症患病率是11.3%，而高胆固醇血症患病率只有2.9%，高密度脂蛋白胆固醇和低密度脂蛋白胆固醇往往没有测定。所以患者往往把血脂异常理解为就是甘油三酯升高。今后随着其他血脂项目测定的普及，这种误解就不会再有了。

代谢综合征是什么病？

近年来代谢综合征受到重视，这是因为患病率不断增加，根据《中国高血压防治指南》（2010年修订版），我国代谢综合征患病率随着年龄增加而升高，至65岁达到高峰。50岁之前男性高于女性，而50岁以后则相反。地区也有差异，北方高于南方（14.6%对10.9%），城市高于农村（9.7%对4.6%）

代谢综合征的诊断标准：①腰围，男性≥90cm，女性≥85cm；②血压≥130/85mmHg，或有高血压病史；③甘油三酯（TG）≥1.7mmol/L，高密度脂蛋白胆固醇（HDL-C<1.04mmol/L；④空腹血糖≥6.1mmol/L，糖负荷2小时血糖≥7.8mmol/L，或有糖尿病史。满足上述3项者即可做出诊断。

我国代谢综合征的主要类型以肥胖合并高血压和血脂异常最为常见，占53.7%。其次为肥胖合并糖代谢异常和高血压，占30.5%。

代谢综合征的危害，是使心血管病危险性增加。其中以腹型肥胖合并高血压以及高密度脂蛋白胆固醇降低（低HDL-C）的危险性最高（5.25倍）。如在此组合的基础上再合并高血糖，则其脑血管病的危险性增加16.5倍。

代谢综合征的治疗，重在早期干预，健康膳食和合理运动非常重要。

高血压患者同时会有血尿酸升高（痛风）吗？

会的。上面所说的"代谢综合征"，有时还常常伴有血尿酸升高和胰岛素抵抗（就是人体对胰岛素的敏感性低下）。血尿酸升高到一定程度，就要发生痛风。这种疾病过去很少，称为"富贵病"。改革开放以后，人民生活水平不断提高,吃得好了,吃得多了。精肉、海鲜吃得多了,结果就产生血尿酸升高,乃至发生痛风。高血压患者由于排泄尿酸的功能减退,所以往往有血尿酸升高。20世纪80年代,对高血压患者的血尿酸水平进行的研究表明,高血压患者的血尿酸水平明显高于正常血压者。现在的门诊中,初诊患者都要做常规检查,其中就包括尿酸,大约有半数的患者是有血尿酸升高的。正因为如此,在最近的高血压防治指南中,把血尿酸也列为常规检查的项目。

哪些职业高血压患病率比较高?

全国高血压的普查结果显示,患病率最高的是无固定工作人员,患病率是26.9%(其中男性为27.18%,女性为26.76%)。患病率最低的是农林业劳动者,为8.25%(其中男性为9.35%,女性为7.14%)。机关、企事业工作人员的高血压患病率也比较高,为21.4%(其中男性为23.37%,女性为13.67%)。

不慎摔跤会引起卒中吗?

常常有人说,我的父亲不慎摔跤,半身不能动了。送到医院,说是卒中了。意思是不慎摔跤造成卒中。这种说法对吗?当然不对。不慎摔跤,可以引起骨折。但是摔跤不会引起卒中。实际上是卒中了,半身瘫痪,所以就摔倒了。大脑是管理人体感觉和运动的。卒中时,大脑由于出血或梗死,就会引起对侧肢体瘫痪。所以是卒中引起一侧肢体瘫痪而跌倒,而不是摔跤跌倒而引起卒中,不能因果倒置。

脑卒中的病因是什么?

引起脑卒中(中风)的因素很多,主要有高血压、心脏病(尤其是心房颤动）、超重或肥胖、糖尿病、吸烟、血脂异常和颅内动脉异常等。国家卫健委心血管病报告中的资料显示了这些因素的影响。没有这些因素的人群，其脑卒中的每年发生率是59.3/10万。有高血压的人群为243.7/10万，增加为4.1倍。有高血压+吸烟的人群为434.6/10万，增加到7.3倍。有高血压+超重的人群为526.5/10万，增至8.9倍。高血压+高总胆固醇的人群为721.2/10万，增至12.2倍。高血压+高总胆固醇+吸烟的人群为587.5/10万，增至9.9倍。高血压+高总胆固醇+超重的人群为698.9/10万，增至11.8倍。高血压+吸烟+超重的人群为519.5/10万，增至8.8倍。高总胆固醇+吸烟+高血糖的人群为526.3/10万，增至8.9倍。高总胆固醇+吸烟+超重的人群为771/10万，增至13倍。高血压+高总胆固醇+吸烟+高血糖的人群为787.4/10万，增至13.3倍。高血压+高总胆固醇+吸烟+超重的人群为591.7/10万，增至10.1倍。高血压+高总胆固醇+高血糖+超重的人群为393.7，增至6.6倍。高总胆固醇+吸烟+高血糖+超重的人群为877.2/10万，增至14.8倍。从这些数据中可以看出，这些因素越多，越容易发生脑卒中。

症状篇

◆ 高血压患者有哪些症状？

◆ 症状在高血压的诊断上重要吗？

◆ 症状在继发性高血压的诊断上重要吗？

◆ 高血压患者有阵发性血压升高说明什么？

◆ 高血压患者夜里多尿、两下肢软弱无力，说明什么？

◆ ……

高血压患者有哪些症状？

　　高血压患者中有很大一部分人没有症状，甚至血压已经很高，但是依旧没有不舒服的感觉。我看到过有好几个患者，血压在200/120mmHg以上，一点症状也没有。而血压只是轻度升高，没有症状的患者就更多了。所以大家一定要注意，单凭感觉好，并不一定说明血压是正常的，一定要测量血压，才能知道自己的血压是否正常。有一部分患者是有症状的，但是症状并不与血压水平成比例。就是说，血压很高，症状不一定很多。血压只是轻度升高，症状不一定就少。高血压患者常见的症状有头痛、头昏、脑涨、颈后部扳紧感、失眠、心悸、记忆力减退、烦躁不安、乏力、肢体麻木等。

症状在高血压的诊断上重要吗？

　　上面所说的高血压的常见症状，并不是高血压患者所特有的，很多其他的疾病都会有的。所以症状在高血压的诊断上，没有多大的意义。我们不能凭症状来诊断高血压。诊断高血压一定要依靠正确地测量血压，有时必须多次测量。

症状在继发性高血压的诊断上重要吗？

　　症状在高血压的诊断上没有什么意义，但是对于已经诊断为高血压的患者，症状对发现继发性高血压是很重要的，因为高血压患者很多，而且绝大部分都是原发性高血压，继发性高血压只占很小一部分。要诊断继发性高血压，并明确它原发的疾病，检查非常复杂，必须在大医院进行。所以不可能对所有的高血压患者都进行继发性高血压的复杂检查。只有在怀疑有继发性高血压可能时，才有的放矢地进行有关继发性高血压的复杂检查，这样才不会浪费患者的精力和财力，而又不延误病情。要做到这样，就要依靠患者的症状。继发性高血压都是由原发疾病引起，各种原发疾病都有比较有特征的症状，我们就是依靠这些特征性症状来进行筛选，对有继发性高血压可能的患者进行必要的检查，从而可以明确诊断是某一疾病引起的继发性高血压，或者排除继发性高血压，而可以诊断为原发性高血压。例如嗜铬细胞瘤可以引起继发性高血压，只要诊断明确，就可以手术切除肿瘤，从而把高血压根治了。我们不是对所有高血压患者都进行嗜铬细胞瘤的特殊检查，只是对有嗜铬细胞瘤特殊症状的患者，才进行检查，从而明确诊断，或者否定排除。

高血压患者有阵发性血压升高说明什么？

高血压患者有阵发性的血压突然升高，是一个特征性症状。它是嗜铬细胞瘤的一个特殊症状，当然嗜铬细胞瘤还有其他症状，例如大汗淋漓，胃口很好，但是体重却明显减轻。根据这些症状，可以进行血液和尿液的相关检查，明确诊断。所以说，高血压患者有阵发性血压突然升高要引起重视。反复有这种症状的患者，不能等闲视之，要立即去医院门诊，而且必须到大医院，特别是对嗜铬细胞瘤比较有经验的医院去看门诊。

高血压患者夜里多尿、两下肢软弱无力，说明什么？

高血压患者夜里多尿，是要注意的。它反映了什么问题呢？

（1）要肯定是不是真正的"夜里多尿"。如果患者晚上失眠，睡觉不好，就可能多尿。如果睡觉好了，就不多尿了，就不一定是病。

（2）是否睡觉前喝了很多水或饮料等。如果喝了很多水，晚上多尿是正常的。

（3）是否是男性老年人。老年人常常有前列腺肥大，有前列腺肥大的人常有夜里多尿。

（4）是否服用了利尿药。利尿药的作用就是利尿，使排尿次数增加。

（5）肾功能是否正常。肾功能受损时，人体为了使废物排出体外，就依靠增加排尿来代偿，往往出现夜尿增加。

（6）患者如果有膀胱炎等尿路感染时，也会有排尿次数增加。

如果排除了上述这些情况，高血压患者出现夜尿增多，两下肢无力，就要考虑是否有另一种继发性高血压"原发性醛固酮增多症"的可能。要明确诊断，当然也需要进行一套复杂的检查，也许比诊断"嗜铬细胞瘤"还要复杂。

失眠都是高血压引起的吗？

不都是高血压引起的。失眠不是某一个疾病的特征性症状，大部分不是疾病引起的，而是生活作息没有规律，长期的不良习惯造成的。它可以使高血压患者的血压升高。常常有患者对大夫说，昨晚没有睡好，所以今天血压升高了。以前几天，睡得很好，也服用同样的药，血压都很正常。

要避免失眠，一定要养成良好的睡眠习惯。平时一定要按时睡觉，按时起床，保证8小时睡眠。不要因为看电视、球类比赛等，而破坏它。养成良好习惯不容易，破坏它很容易。像上述的失眠患者，要在医生的帮助指导下，重新培养起良好的睡眠习惯，不要灰心，要有毅力。

头痛都是高血压引起的吗？

血压高的时候，有可能会发生头痛。如果把血压降下来，降到正常水平，一般都能使头痛消失。与失眠一样，头痛不是高血压所特有的，其他的疾病都会有，甚至没有疾病，如果工作紧张，晚上没有睡好，或者天气不好，房间不通风，空气不好等，也会引起头痛。如果是高血压引起的，只要把血压降到正常水平就可以了。

头昏都是高血压引起的吗？

不是的，引起头昏的原因很多。例如贫血时可以头昏；有颈椎病的人可以头昏；晚上睡眠不好，次日起床后也会头昏脑涨；眼睛有病变也会头昏；没有疾病，工作太累，没有休息好，也会头昏。当然血压不正常，太高太低也会头昏。有时血压正常，也产生头昏，看了神经科和内科的医生，做了好多种检查，也查不出原因，过了一段时间，也不服什么药，也就好了。

而高血压患者有头昏，要判断它是否与高血压有关，首先要测量血压。如果血压正常，与平时没有头昏时的血压水平相仿，那就不是血压引起的。如果血压太高那可能与血压有关，就要加大降压药剂量，使血压降到正常水平。如果血压太低，尤其是用了某些降压药，会产生立位时血压太低，而发生头昏，最好是去看医生，由医生给你调整降压药。

高血压患者怕热、大汗说明什么？

高血压患者大汗，必须重视。继发性高血压中的嗜铬细胞瘤患者有怕热、多汗，因为嗜铬细胞瘤分泌大量儿茶酚胺，兴奋人体的交感神经系统，使患者怕热、多汗。另外甲状腺功能亢进的患者，也会出现怕热、多汗，也出现高血压。所以高血压患者有怕热、多汗，就要怀疑有这两种病的可能，需到大医院去进一步检查，明确诊断。

高血压患者胃口特别好，但是体重反而减轻，说明什么？

大家都知道胃口不好，吃不下饭，体重就要下降，人变瘦了。胃口特别好，体重应该上升。现在胃口特别好，体重不但不增，反而下降，这是不正常的现象。那么高血压患者出现这种情况是些什么病呢？最常见的是两种疾病，一种是嗜铬细胞瘤，原因是嗜铬细胞瘤分泌大量儿茶酚胺引起的。儿茶酚胺会使患者食欲亢进，而体重下降。另一种是甲状腺功能亢进，它分泌的大量甲状腺素，也对患者产生同样的结果，食欲亢进，而体重减轻，要明确是什么病，必须到大医院的专科，测定相关的激素水平，才能得到正确的诊断。

高血压患者有心绞痛要特别注意吗？

高血压患者出现心绞痛，必须引起重视。它表明心脏已经受累，冠状动脉已经硬化，狭窄，使供应心脏的血流量不足，所以产生心绞痛。一般心绞痛发作时间是短暂的，经用药治疗后，多能缓解，但以后仍要复发。如果持续时间长，用药后不能缓解，必须立即去医院急诊，要警惕发生心肌梗死，不能延误。

高血压患者手指发麻是否就要卒中了？

高血压患者遇到手指发麻，十分害怕，因为他们认为手指发麻就要卒中了。持这种看法的患者很多。他们患了高血压多年，血压水平也很高，平时不大重视，但是现在手指发麻，就着急了，以为要卒中了。那么手指发麻就一定要卒中吗？这不一定，国内外也没有关于这方面研究的文献。国内外的高血压临床指南中，对高血压患者发生并发症如卒中的可能性，只有危险程度的评定，评为危险程度很高危的，10年内发生并发症的可能性是 ≥30%。手指发麻没有被列入危险程度的评估名单中。所以有手指发麻的高血压患者不要惊慌，它是靠不住的。而且不少老年人都有颈椎病，有颈椎病的患者，也会发生手指发麻的。但是手指发麻的高血压患者，情况是不同的，最好是要去医院门诊，明确原因。

高血压患者舌发麻是否就要卒中了？

同手指发麻就要卒中一样，很多高血压患者有舌发麻，就来高血压门诊，他们把舌发麻和手指发麻认为是卒中的先兆。同手指发麻一样，舌发麻也没有被国内外高血压防治指南列为高血压患者发生并发症及危险程度评定的指标。舌发麻同样还有其他方面的原因，患者不要为此过度担心，但这并不是说对高血压可以不重视，不积极治疗。高血压患者都有发生卒中的可能，建议去医院门诊，明确原因。

卒中发生前有先兆症状吗？

卒中是有先兆症状的，例如口角流口水，说话困难，口齿不清，一侧肢体无力，手持物品突然跌落，或突然跌倒，或一侧肢体感觉减退、麻木，眼睛突然看不见东西等，其实这已经是卒中来临的症状。医生看到患者时，往往是已经患了卒中来急诊的，这时患者发生卒中已有了一段时间。医生没有看到卒中患者发病前的先兆症状。

卒中能够预报吗？

我说卒中能够"预报"，但是又不能"预报"。这话怎么说呢？

高血压患者年龄越大，血压越高，高血压病程越长，又吸烟，又饮酒，体重超重，或已达肥胖标准，有血脂异常，又有糖尿病等，发生并发症的危险程度评级，就是很高危。说明他非常可能会发生脑卒中。

那么为什么又不能预报呢？因为预报不单是说他很可能会脑卒中，还要预报什么时候发生卒中，这是无法预报的。

正像国内外高血压防治指南中，引用调查统计的资料，很高危的患者，10年内发生并发症的机会是30%以上，时间跨度有10年。即发生并发症的比例是10个高血压患者中有3人以上。也不是10个人中所有的人，10年内都要发生并发症。而且这10个人中，哪3个人是要发生并发症的，哪7个人不会发生并发症，什么时候发生，也没有办法确定，这样能算是预报吗？

所以我的结论是卒中现在还不能预报。记得许多年以前，有一个医院把高血压发生卒中的危险因素输入电脑，然后得出是否容易发生卒中的概率。这设计上与我们现在的危险程度评定相似。现在的防治指南没有称之为预报，而是说低危、中危、高危和很高危。当时邀请我们去鉴定成果，题目是卒中预报。最后我们的鉴定结论是，卒中危险因素的电脑分析，说明卒中预报在目前还是不可能的。

心肌梗死能够预报吗？

与上面的卒中预报一样，目前的科学水平是能够评估出一位高血压患者发生并发症心肌梗死的可能性的大小，也就是危险程度的低危、中危、高危和很高危。据外国的资料，发生并发症的可能性，低危患者10年内的发生率<10%，中危为10%~20%，高危是20%~30%，很高危是>30%。但心肌梗死也像卒中一样，现在尚不可能预报。

诊断与鉴别诊断篇

- ◆ 高血压的诊断根据是什么？
- ◆ 高血压患者要做哪些常规检查？
- ◆ 诊断继发性高血压很困难吗？
- ◆ 高血压门诊病史要收集哪些信息？
- ◆ 为什么要告诉医生在服用什么降压药？
- ◆ ……

高血压的诊断根据是什么？

高血压的诊断根据就是血压，所以正确测量血压对诊断高血压非常重要。例如我国几次全国范围的高血压普查，对测量人员都进行培训，即使是医务人员也要培训，学习掌握血压测量的正确方法，学习后并进行考核。测量血压人员必须听力和视力正常。合格的人员才能参加高血压的普查，目的就是要保证测量的血压准确。

高血压的诊断标准，根据《中国高血压防治指南》（2010年修订版），血压≥140/90mmHg，就可以诊断为高血压。但是不能只凭一次血压测量，就诊断高血压。在普查时，规定必须连续不同日2次血压，达到高血压标准，才可以诊断为高血压。如果1次达到高血压标准，另1次没有达到高血压标准，就需要进行第3次测量。3次测量的血压中，2次达到高血压标准，就诊断为高血压。如果只有1次达到高血压标准，就不能诊断为高血压。在平时的医院门诊中，也应该遵循这个原则，但是不要硬套。应该在不同日，多测量血压几次，如果血压多次或持续达到高血压的标准，就可以诊断为高血压。2018年《中国高血压防治指南》修订版则规定，首诊时应测两上臂血压，以血压读数高的一侧作为测量的上臂，测量时至少测量2次，间隔1~2分钟，若差别≤5mmHg，则取2次平均值，若差别>5mmHg，应再次测量，取3次的平均值。

高血压患者要做哪些常规检查？

已经诊断为高血压的患者，检查的目的有两个。一个是区别原发性高血压和继发性高血压的筛选检查，另一个是高血压患者的靶器官的受损情况。根据我国高血压防治指南，常规检查的项目如下：血、尿常规，肝功能，空腹血糖，血清总胆固醇（TC），血清高密度脂蛋白胆固醇（HDL-C），血清低密度脂蛋白胆固醇（LDL-C），空腹血清甘油三酯（TG），血清尿酸，血清肌酐，血清钾，心电图，两肾超声波检查。如果常规检查的结果，发现有继发性高血压的可能，就应该进一步做相应的检查。

诊断继发性高血压很困难吗?

有一定难度。怀疑有继发性高血压的可能,是比诊断继发性高血压要容易得多。诊断继发性高血压,如果患者的表现很典型,就比较容易一些。如果患者的表现不典型,就有些困难了。如果是外科手术可以治愈的继发性高血压,明确诊断就更为重要,因为这关系到是否用外科手术根治的问题。

诊断了继发性高血压还不够,还要明确是什么病,例如嗜铬细胞瘤、原发性醛固酮增多症,或肾动脉狭窄等。诊断明确后,还要决定是用外科手术治疗,还是只能用内科方法治疗。

高血压门诊病史要收集哪些信息?

高血压门诊时,必须收集患者的性别、年龄、职业;什么时候发现高血压的,最高的血压水平是多少;最高血压时有什么感觉;有没有阵发性的血压升高发作;发作时有什么不适症状;有高血压以后,体重变化怎样;食欲好坏,冬天的衣着有什么变化;夜尿是否增加;两下肢走路时是否有软弱无力;是否还有其他疾病如糖尿病、支气管哮喘和肝肾疾病;过去是否患过肾小球肾炎;血脂、空腹血糖、血尿酸和肝肾功能是否正常;父母亲是否有高血压、脑卒中或心肌梗死的病史。

治疗情况也要收集,特别是降压药的应用情况,包括用什么降压药;剂量是多少;每天怎样服用;是不是有忘记服药的情况。

为什么要告诉医生在服用什么降压药?

高血压患者看门诊时,一定要告诉医生正在服用的降压药的名称和剂量,特别是门诊当天服用降压药的情况。例如如果测量出来的血压是160/100mmHg,医生就要知道是在服用降压药的情况,还是没有服用降压药的情况,如果没有服用降压药,那么就开始用一种降压药,以后来复诊时如果血压依旧高于正常水平，再加用第二种降压药。如果患者正在服用降压药，就要知道是服用几种降压药，还要知道是多少剂量，这样才可以比较准确的调整降压药的品种和剂量，使血压降到正常水平。如果没有这些信息，单纯凭一个血压，是不容易把降压药调整得很好的。对药物包括降压药是否过敏也很重要。如果患者不告诉医生，医生不知道，给的降压药产生过敏，会造成不良反应。

体格检查应该重点检查哪些内容？

除了一般的体格检查项目外，重点是心脏听诊，注意心率多少，心律是否规则；有无心脏杂音；桡动脉、肱动脉、足背动脉、胫后动脉和股动脉的触诊，注意搏动是否正常；股动脉部位要进行听诊，注意有无杂音。腹部触诊和听诊，注意有无异常肿块和血管杂音。身高和体重一般门诊时是不测量的，但是患者自己都知道，问了患者后，就记录在病历卡上。

尽早诊断"恶性高血压"非常重要吗？

是的，很重要。尽早诊断"恶性高血压"（现在已经改称急进型高血压），关系到患者的寿命。如果延误诊断，到诊断时肾功能已经受损，已经到了氮质血症或尿毒症阶段，患者的寿命就要明显缩短。如果诊断得早，肾功能完全正常，通过应用降压药，使血压很快降到正常水平，就能使患者的寿命达到良性高血压的水平，即大多数原发性高血压缓进型的水平。

外科可治愈的继发性高血压在高血压诊断上很重要吗？

是的，很重要。因为外科可以治愈的继发性高血压，如果早期得到诊断，及时进行外科手术，就能够把疾病治愈，高血压也就得到治愈，患者可以在相当长的时间里不服用降压药物。如果延误诊断，仍旧按照原发性高血压的方式治疗，治疗非特异性，效果也不好。部分本来可以根治的疾病，如果诊断太晚，高血压时间太久，也会变成不能完全根治了。如果是嗜铬细胞瘤，发作时往往会致命。

急进型高血压的诊断标准是什么？

急进型可以发生在原发性高血压，也可以发生在继发性高血压。它有以下特征，符合这些特征才能诊断为急进型高血压。

（1）血压水平很高，血压持续在200/120mmHg以上。

（2）病情进展很快，肾功能很快恶化。

（3）眼底检查有渗出、出血或视神经盘水肿。

怎样诊断嗜铬细胞瘤？

嗜铬细胞瘤是外科手术可治愈的继发性高血压，由于肿瘤长在肾上腺髓质，分泌大量儿茶酚胺，使血压升高。这种肿瘤极大部分呈良性，早期发现确诊后，用手术切除肿瘤，高血压就得到根治，不必再服用降压药，如果没有被诊断出来，发作时去看急诊，由于该病不是常见病，比较少见，往往医生不熟悉，尤其是不典型的病例，不容易诊断。急症时如果医生没有诊断出来，发作时往往可以死亡。

20世纪60年代，我国医学文献上报道：有一位年轻（约20岁）的女性患者，发作时表现为低血压，刚好是冬天流行性脑膜炎流行季节，急症医生诊断为重型流行性脑膜炎休克，给予抢救，结果患者死亡。后来尸体解剖是嗜铬细胞瘤。

同样在20世纪70年代上海市的一家医院（不是很大医院，是中等医院，相当现在二级医院），急诊发现一位男性20多岁的患者，因要结婚装修房屋，所以比较忙，头痛且血压高，来急诊时已安排好婚宴及日期。急诊值班的医生对该病比较熟悉，认为有"嗜铬细胞瘤"可能，即收入病房住院，因为要确诊该病，需要进行内分泌方面的测定，他们医院不能做，就转到了别家医院。最后通过做尿儿茶酚胺测定等检查，证实确实是嗜铬细胞瘤。手术切除肿瘤后，高血压完全根治。如果该院医生不熟悉该病，而当一般高血压处理，就可能导致病情的延误，后果不堪设想。

那么在什么情况下要怀疑嗜铬细胞瘤呢？

（1）血压呈发作性升高，平时完全正常。突然发作时血压可升得很高，但是不经治疗很快就下降至正常。另有一种情况是平时血压仅轻度升高，波动不大，突然发作性升高，不经治疗，会很快下降至发作前水平。

（2）血压升高发作时怕热，大汗淋漓。

（3）平时胃口很好，但体重反而减轻，比较怕热。

（4）降压药效果不好，发作次数逐渐变频繁，每次发作时病情基本上都相似。

要确诊必须做一些检查，主要是测定血、尿的儿茶酚胺，以及肿瘤的定位（例如做B超、CT等）。嗜铬细胞瘤患者的血、尿儿茶酚胺明显升高。

是不是血压波动大就是嗜铬细胞瘤？

不是的，嗜铬细胞瘤有发作性血压升高，血压波动很大，但是不是血压波动大，就是嗜铬细胞瘤。如果是这样的话，诊断就太容易了，嗜铬细胞瘤也就很多了。例如牛有四只脚，但是有四只脚的不一定是牛，道理是一样的。产生血压波动大的因素很多，正常人体内有复杂的血压平衡控制调节机制，血压太高了会发动降压机制，把升高的血压降下来；血压太低了会发动升压机制，把血压升上去，使血压保持在正常范围。高血压患者的这种血压调节机制比正常人要差了，所以高血压患者如果不服降压药，血压就不能降至正常范围，平时的波动范围就要比正常血压的人大一些。如果是老年高血压患者，这种调节机制就没有年轻人好了，所以波动会更大。有的患者容易激动，那么血压也会有很大波动。此外，服用降压药也有关系，短效降压药血压波动也较大，患者不适当地停药、换药或减少降压药剂量，也会加大血压的波动幅度。寒流来临，天气突然变冷，也会使血压突然升高。

怎样诊断原发性醛固酮增多症？

醛固酮增多症顾名思义就是醛固酮分泌增加，它的增加使血压升高，肾排泄钾增加，病变是肾上腺皮质的腺瘤或增生，分泌较多的醛固酮，也是外科可治愈的继发性高血压。

高血压患者有以下情况时要怀疑本病：

（1）夜尿增加，血钾降低，尿钾排泄增加。

（2）双下肢软弱无力，严重时双下肢不能迈上楼梯，晚上睡觉时双下肢不能提到床上，需要用手或旁人帮助。严重者可以影响到上肢，甚至影响到呼吸肌。

诊断标准除了上述的症状外，还必须进行一套有关的检查，如血、尿的钠、钾、氯；血、尿的醛固酮；血、尿的血浆肾素活性。肯定诊断后还要进行病变性质的鉴别和病变的定位，是腺瘤还是增生；在左肾上腺还是在右肾上腺。如果是腺瘤，一般需要进行手术切除，大部分患者可以根治高血压；增生一般不进行手术，只能用药物治疗。

怎样诊断肾血管性高血压？

高血压的患者如果有以下情况，就要怀疑有肾血管性高血压的可能。

（1）年龄比较轻，例如在30~35岁以下。

（2）血压水平比较高。

（3）没有高血压家族史。

（4）降压药治疗效果不好。

（5）腹部听到血管杂音。

对怀疑有肾血管性高血压的患者，必须住院进行详细检查，明确诊断。可以先在门诊进行肾脏和肾血管的超声波检查，如果肾脏的大小或肾血管有问题，再住院也可以。住院检查主要是进行肾动脉造影。造影可以清楚地看到肾动脉的狭窄情况，是两侧肾动脉都有，还是单侧肾动脉狭窄，狭窄的程度，狭窄的部位都会显示，然后决定是否可以进行外科手术治疗。

高血压患者为什么要做肾脏和肾上腺的超声波检查？

高血压患者不管是原发性高血压还是继发性高血压，都需要做肾脏和肾上腺的检查。因为继发性高血压中最主要的一种嗜铬细胞瘤，大部分的患者，其肿瘤是在肾上腺的髓质，而且肿瘤往往是比较大的，有时用超声波检查可以发现。

肾脏的病变也是继发性高血压的一种，通过超声波仪器的检查，可以发现一些肾脏病变，例如肾囊肿、肾结石等都可以发现，两个肾脏的大小也一目了然。如果一个肾脏明显比另外一个小得多，那么这个肾脏就有问题，可能就是高血压的原因。所以超声波检查肾脏和肾上腺，可以说是继发性高血压的筛选检查方法之一，是不能省的。过去没有超声波仪器，要检查肾脏和肾上腺就复杂了，不但麻烦，检查时患者有痛苦，而且费用又贵。现在即使是原发性高血压的患者，最好也要做。因为降压药中有血管紧张素转换酶抑制剂和血管紧张素Ⅱ受体拮抗剂，在应用这两种降压药前，最好做一下肾脏的超声波检查，可以避免不必要的不良反应。

高血压患者为什么必须做心电图检查？

心电图检查在很多国家的高血压防治指南中都列为常规检查项目。为什么要把它列为常规检查项目呢？因为它在高血压的诊断、危险程度的评定和治疗，以及降压药的选择方面都非常重要。因为心脏有病变，在高血压危险程度的评定中，也是一个危险因素。在降压药的选择中，就要选择既有降压作用，又能治疗心脏病变的降压药，不必用一个降压药，再用一个治疗心脏病变的药物，而对心脏病变有不良影响的降压药就要避免使用。

有的患者不了解心电图检查的重要性，往往不愿意做心电图检查，认为自己心脏很好。其实有的心脏病变，用听诊器是听不出来的。

高血压患者什么时候需要做CT检查？

高血压患者一般不需要做CT检查。那么在什么时候要做CT检查呢？

（1）在高血压患者发生脑卒中（平时一般患者称为中风）时，必须进行头部的CT检查，脑出血在发病后很快就能发现，脑梗死一般则要在24小时后才能发现。过去没有CT检查，对脑出血还是脑梗死的诊断，可靠性不是很高。现在有了CT检查，诊断就很正确了，所以发生脑卒中时，是必须做CT检查的。

（2）在怀疑有继发性高血压可能时，例如嗜铬细胞瘤和原发性醛固酮增多症，就要进行腹部的CT检查。

高血压患者为什么要做肝功能检查？

我国肝脏疾病不少，很多患者自己不知道自己的肝脏功能是否正常，从来没有进行过肝功能检查。现在一般的体格检查也是要检查肝功能的，例如一般求职、工作，都要体格检查，其中也包括肝功能检查，作为高血压患者，当然需要进行肝功能检查。

高血压患者检查肝功能的目的有以下几个：

（1）高血压患者往往合并血脂升高或异常，需要服用降脂药或调脂药，这些药物应用时有少数患者会出现肝功能异常。如果在用药前没有检查过肝功能，在用药后发现肝功能异常，是降脂药引起呢？还是原来肝功能就是不正常的，医生在这时就无法判断。所以既然血脂检查已经列为高血压的常规检查，那么肝功能检查也应该列为高血压的常规检查。

（2）肝功能是否正常对降压药的选择也很重要。降压药一般来说，对肝功能没有不良的影响，所以应用降压药时，没有必要像降脂药一样，要定期检查肝功能。但是我国肝脏疾病患者很多，尤其是乙型肝炎的感染者不少。不少高血压患者外表的确很健康，但是检查肝功能时总有一些患者肝功能不正常。对肝功能正常的患者，降压药是不会影响肝功能的，但是肝功能已经不正常的患者，也许已经有肝脏疾病了。这时降压药是否对他们一点影响也没有，就很难说了，这时就要选择对肝功能完全没有影响，或影响很小的降压药。最好选择不在肝脏代谢的降压药，以减轻肝脏的负担。同时根据肝功能损害的程度，调整降压药的剂量。

高血压患者为什么要做肾功能检查？

肾脏的病变可以引起高血压。肾性高血压包括肾实质性和肾血管性，是继发性高血压中最多见的。肾脏又是受高血压危害的器官，肾功能受损乃至肾功能衰竭，是高血压并发症之一，由此可见高血压患者做肾功能检查的必要性了。常规检查中主要是检查血清肌酐。

原发性高血压患者为什么需要进行分级？

过去对原发性高血压是进行分期的，分为1、2、3期。1期最轻，2期较1期重些，3期最重。后来的调查研究，发现这种分期方式有不足之处，所以把它给废除了，代之以现在的高血压分级和危险程度的评定。根据2018年《中国高血压防治指南》的规定是这样分级的。

正常血压：收缩压 <120mmHg 和舒张压 <80mmHg

正常高值：收缩压 120~139mmHg 和/或舒张压 80~89mmHg

高血压：收缩压 ≥140mmHg 和/或舒张压 ≥90mmHg

1级高血压（轻度）：收缩压 140~159mmHg 和/或舒张压 90~99mmHg

2级高血压（中度）：收缩压 160~179mmHg 和/或舒张压 100~109mmHg

3级高血压（重度）：收缩压 ≥ 180mmHg 和 / 或舒张压 ≥ 110mmHg

单纯收缩期高血压 收缩压 ≥ 140mmHg 和舒张压 <90mmHg

注：当收缩压和舒张压分属于不同级别时，以较高的级别为准。

这样根据血压水平进行分级后，就可以对高血压的严重程度和性质有一个初步的认识和估计。再结合其他危险因素和靶器官的受损程度以及合并存在的疾病，就可以对高血压患者的危险程度进行评定。

怎样评定原发性高血压患者的危险程度？

指南中的规定如表1所示：

表1　高血压危险程度分级标准

	1级高血压 [（140~159）/ （90~99）mmHg]	2级高血压 [（160~179）/ （100~109）mmHg]	3级高血压 （≥ 180/ 110mmHg）
无其他危险因素	低危	中危	高危
1~2个危险因素	中危	中高危	很高危
≥3个危险因素或靶器官损害，CKD3期无并发症的糖尿病	高危	高危	很高危
有症状CVD，CKD分期≥4期或有并发症的糖尿病	很高危	很高危	很高危

危险因素：是指男性>55岁，女性>65岁，吸烟，或被动吸烟血脂异常，早发（指<50岁）心脑血管病家族史，腹型肥胖或肥胖。

靶器官损害：是指左心室肥厚，超声显示有动脉壁增厚，血清肌酐轻度升高，微量白蛋白尿。

临床并发症：脑血管病，心脏疾病，肾脏疾病，糖尿病肾病，糖尿病，外周血管疾病，视网膜病变。

这里分为低危、中危、高危和很高危4级。低危患者发生并发症的机会最少，不大会发生并发症。中危患者比较容易发生并发症。高危患者容易发生并发症。很高危患者很容易发生并发症。

从上面的评估标准可以看出，血压水平愈高，其他危险因素、靶器官损害或并存的临床并发症愈多，则危险程度就愈高。例如有一位患者，年龄<50岁，血压158/98mmHg，没有其他危险因素、靶器官损害和并存的临床并发症，他应该评估为低危。如果他吸烟，就要评估为中危。如果他还有糖尿病，则要评为很高危。如果他已经有过中风，则也要评为很高危。如果一位患者，血压经常在180/110mmHg以上，即使没有其他危险因素，就已经属于高危了。如果还有其他危险因素的话，则就要属于很高危了。

怎样诊断儿童高血压？

一般认为高血压主要是中老年疾病。其实年轻者或儿童患高血压的也并不少见。儿童正常的血压标准，在常识篇中已经叙述。

儿童高血压的标准目前常用的有3种：①学龄前期：>110/70mmHg。学龄期：>120/80mmHg。②国际上现在统一采用百分位数（这是统计学概念），高血压应该在该年龄性别组的90%位数值以上。③超过年龄性别组血压平均值2个标准差以上（这是统计学概念）。随着成人正常血压值的调低，儿童正常血压的标准应该也要改变。《中国高血压防治指南》（2010年修订版），根据我国11余万儿童、青少年血压调查数据研制出的中国儿童、青少年血压参照标准，可以参考（该指南中的表13、14）。

特别要指出的是，对儿童高血压的诊断，要慎之又慎。必须长期随访，不要轻易下"高血压"诊断，宜先下"血压升高"，而进行随访观察。同时必须进行24小时动态血压监测，以排除白大衣性高血压。

儿童高血压患者必须做继发性高血压的检查：继发性高血压在儿童高血压中所占的比例要比成人高。所以一旦儿童确诊为高血压后，一定要进行必要的检查，明确是不是继发性高血压，它的原发病是什么？儿童中血压明显升高者，多为继发性高血压。肾性高血压是继发性高血压的首位病因，占继发性高血压的80%左右。随着年龄增长，原发性高血压的比例逐渐升高。进入青春期的青少年高血压，多为原发性。根据近10年部分省市的调查结果，儿童高血压患病率，学龄前儿童为2%~4%，学龄儿童为4%~9%。

什么是立位血压，立位血压怎样测量？

血压可以分为卧位血压、坐位血压和立位血压。在大规模血压普查以及平时的门诊中，都是以测量坐位血压为标准。患者不能起床的，就躺着测量血压，这就是卧位血压。卧位血压与坐位血压，相差不大。立位血压就是患者在站立位时测量的血压。它的测量的方法是患者先躺在床上，休息15~30分钟，然后测量卧位血压。测量完卧位血压后，由一人托住血压计，叫患者快速由卧位站立起来，在站立1分钟、2分钟、3分钟和5分钟时，分别给患者测量血压。这时测量的血压，称为立位血压。

什么是立位性低血压？

《中国高血压防治指南》（2010年修订版）中规定，在改变体位为直立位的3分钟内，收缩压下降20mmHg以上，舒张压下降10mmHg以上，同时伴有低灌注的症状，如头昏或昏厥，称为"立位性低血压"。它在老年人中比较多见，尤其是老年单纯收缩性高血压患者，更为常见。服用某些降压药例如α-受体阻滞剂"特拉唑嗪"（terazosin），也会发生立位性低血压。现在《中国高血压防治指南》（2010年修订版）中规定，在改变体位为直立位的3分钟内，收缩压下降 > 20mmHg或舒张压下降 > 10mmHg，同时伴有低灌注的症状，如头晕或晕厥，即为立位性低血压。

举一个病例。有一位患者，他是一位离休老干部，80岁左右，住在某医院，有时血压有些升高，给他服用少量降压药，血压会降到正常，但是常常在走路的时候，会突然头昏，要昏倒。测量血压很低。不给他服药，有时血压会比较高，又怕他发生卒中。经详细地询问了病史，发现该患者头昏都是在走路或从床上起来时发生，如果立即往床上躺平的话，头昏就很快消失。根据病史，初步认为该患者的病是立位性低血压。经反复测量其卧位、立位血压，结果证实他有明显的立位性低血压。他站起来的时候，血压只有50/30mmHg，同时头昏非常严重。让他立即在床上躺平，血压就慢慢地上升到正常水平，头昏也慢慢好转，最后完全消失。经询问患者，过去常常头昏是不是也是这样的，他回答说就是这样的，诊断就明确了。

老年人因为血压调节机制的功能减退，容易发生立位性低血压。这位老年人同时患有"帕金森病"，也可能加强立位性低血压发生的可能和强度。有了诊断，治疗也就有办法了，就是从卧位转为立位时，动作要慢。如果在立位时发生头昏，必须立即躺平，就会明显好转。后来患者就按照这个办法，以后有一年左右的时间，没有再发生过类似的头昏发作。

什么是餐后低血压？

老年人餐后容易产生低血压。老年餐后低血压的定义是：餐后2小时内，每15分钟测量血压，与餐前比较，收缩压下降超过20mmHg，或餐前收缩压≥100mmHg，餐后收缩压<90mmHg，或餐后血压下降轻微，但是出现心脑缺血症状（心绞痛、乏力、晕厥、意识障害）。

难治性高血压怎样诊断？

难治性高血压又称顽固性高血压。它的定义是：在改善生活方式的基础上，应用了足量且合理联合的3种降压药物（包括利尿降压药）后，血压仍在目标水平之上，或至少需要4种降压药才能使血压达标时，称为难治性高血压，占高血压患者的15%~20%。

难治性高血压必须进行原因的筛查：

（1）判断是否为假性难治性高血压。例如测血压的方法不正确，包括使用的血压计不合格、操作方法不规范等。

（2）查找血压下降不理想的原因。例如患者服药的依从性差，降压药使用不合理，降压药的剂量太小，同时使用会升高血压的药物（例如肾上腺皮质激素等），存在不良生活方式不肯改变（例如吸烟、大量饮酒、肥胖等），肾功能不全等。

（3）可能是继发性高血压。

什么是测量血压时的"听诊间隙"？

现在的听诊法测量血压的方法是1905年俄国柯氏发明的。第一音呈叩击音，以低调出现，就是收缩压。第二音是一个吹气样的杂音。第三音也是叩击音，音调比第一音高一些，强度比第一音强些。第四音是低沉的声音，像手指尖在纸面上划过的声音。第五音是声音的突然消失，就是舒张压。有个别的患者，尤其是高血压患者，在第一音以后，第三音之前的这段时间，可以听不到声音。这段时间有时可以持续40mmHg。这段不能听到听诊音的时间段称为"听诊间隙"。听诊间隙时虽然听不到声音，但是用手指触摸患者的桡动脉，仍能触摸到桡动脉的搏动。如果测量血压时，血压计的袖带充气时，没有充气到200mmHg以上，就开始放气测量血压，这时可能正是在"听诊间隙"，随着放气，水银柱下降，听到了声音，就认为是第一音（实际上它是第三音），从而把第三音作为收缩压了。

避免这种错误的方法，就是在第一次给患者测量血压时，必须把血压计的袖带充气到200mmHg以上，因为"听诊间隙"一般不会出现在200mmHg以上的。最好的方法，就是血压计的袖带充气时，同时用另一只手的手指触摸患者的桡动脉，待桡动脉搏动消失后，再充气30mmHg，测量血压，这样就不会有上述的错误了。

患者心率的快慢会影响血压吗？

会的，因为血压的高低与心脏收缩和舒张的时间长短有直接的关系。如果患者的心率很快，那么心脏收缩和舒张的时间，就要缩短。心脏舒张时间缩短，回流到心脏的血液量就要减少，再加上收缩时间缩短，那么它收缩时推向主动脉的血液量也就减少了，所以就使收缩压降低。同时舒张时间缩短，心脏舒张时的血压下降程度也就减少，所以就使舒张压升高。因此，有的患者的收缩压不是很高，相对的舒张压比较高，造成脉压降低。当心率很慢时，情况正好同心率很快时相反，心率很慢的时候，心脏收缩和舒张的时间就延长，心脏舒张时间的延长，回流到心脏的血液量就要增加，再加上心脏收缩时间延长，那么它推向主动脉的血液量也就增加了，结果就使收缩压上升，而心脏舒张时间延长，心脏舒张时的血压下降程度就增加，所以舒张压就变得更低，结果是脉压加大。

怎样才能做到高血压的早诊断呢？

要做到高血压的早诊断，尚未诊断为高血压的血压波动者，每年应定期测量血压2~4次，一次在夏季（7月份），一次在冬季（1月份）。最好在春、秋季再各测一次。这样能早期发现高血压患者，能早期诊断，早期治疗，取得最好的效果。如果血压正常、年龄也比较轻的人，可以每年测量血压1~2次。

治疗篇

◆ 高血压的治疗原则是什么?

◆ 如何治疗低危患者?

◆ 如何治疗中危、高危和很高危患者?

◆ 血压在正常高值的患者是否要治疗?

◆ 怎样治疗原发性高血压?

◆ ……

高血压的治疗原则是什么？

我国的高血压防治指南中规定，根据血压水平、其他危险因素、有无糖尿病、靶器官损害以及并存的临床心血管疾病等情况，进行危险程度的分级，即低危、中危、高危和很高危。危险程度越高，发生并发症的机会越多，降压治疗得到的好处也就越大，越迫切，所以应根据危险程度决定什么时候开始降压治疗。

如何治疗低危患者？

我国高血压防治指南中规定，可先用非药物措施观察相当一段时间，然后决定是否开始药物治疗。

具体的操作如下：先进行非药物治疗措施，并监测血压和危险因素3~12个月。在此期间，如果血压一直≥140/90mmHg，则开始降压药治疗。如果血压<140/90mmHg，则继续监测。低危高血压患者是血压在（140~159）/（90~99）mmHg（1级高血压），男性在55岁以下，女性在65岁以下，没有其他的危险因素。为什么我国高血压防治指南中要这样规定呢？理由是这类低危患者，发生并发症的危险性很小，而且在随访的过程中，有一些患者，即使不用降压药治疗，血压也会自动降低。所以不急于应用降压药。这样做对患者没有害处，只有好处。但是不要忘记，要继续定期监测血压及危险因素，同时要坚持非药物治疗措施，即健康的生活方式。

如何治疗中危、高危和很高危患者？

对中危患者，我国高血压防治指南中规定，先观察患者的血压及其他危险因素数周，进一步了解情况，然后决定是否开始药物治疗。

具体的操作如下：先进行非药物治疗措施，并监测血压和危险因素3~6个月。在此期间，如果血压≥140/90mmHg，则开始用降压药治疗。如果血压仍<140/90mmHg，则继续监测。

中危高血压患者的情况，不如低危高血压患者单一，它包含有几种情况的患者。

（1）血压在（160~179）/（100~109）mmHg（2级高血压），男性在55岁以下，女性在65岁以下，没有其他的危险因素。

（2）血压在（140~179）/（90~109）mmHg（即1级或2级高血压），有一个或两个其他的危险因素。如果在监测过程中，其他危险因素上升到3个，则危险程度的评级也要上升为高危了。这时就要立即开始用降压药治疗。

对高危和很高危的患者，我国高血压防治指南规定，必须立即开始对高血压及并存的危险因素和临床情况进行药物治疗。

血压在正常高值的患者是否要治疗？

正常高值［血压（120~139）/（80~89）mmHg］组患者：如果没有其他危险因素，可以暂时不用降压药治疗，但是必须继续随访，同时建立良好的健康生活方式。如果伴有糖尿病和（或）肾功能不全者，则应尽早开始治疗。

这些都是原则性的规定，执行时要根据患者的病情、个体情况，因人而异。

《中国高血压防治指南》（2018年修订版）中提出，该类正常高值的患者也进行危险程度的评定。伴1~2个其他危险因素者属低危。≥3个其他危险因素，靶器官损害，CKD 3期，无并发症的糖尿病，则为中/高危。有症状的CVD，CKD分期≥4期，或有并发症的糖尿病，则为高/很高危。

怎样治疗原发性高血压？

治疗的方法：①非药物措施：建立良好的健康生活方式，例如限盐摄入，减少膳食脂肪，适量运动，提高应激能力，戒烟，不饮酒，保持正常体重等。②药物治疗：主要是应用降压药。

治疗的意义：血压的长期升高，可引起脑、心、肾等靶器官的损害。原发性高血压目前尚无根治办法，但是通过长期应用降压药，使血压下降，能明显减少脑、心、肾等并发症的发生。尤其是脑卒中，降低更为明显。高血压虽然没有根治，但是使病情不再发展，能使并发症发生的机会减少。如果治疗得早，治疗合理，血压达标，并继续长期保持，预后是很好的，理论上可以达到像没有高血压的人一样健康。

怎样治疗继发性高血压？

继发性高血压根据治疗方法，大体上可以分为两种。

一种是可以用外科手术或介入治疗等方法，把原发疾病根治，从而治愈高血压，可以不用长期服用降压药。属于这一类的继发性高血压主要有嗜铬细胞瘤、原发性醛固酮增多症和肾血管性高血压等。

另一种是不能用手术方法或介入治疗，或者用外科方法或介入治疗后，高血压仍旧不能根治，必须长期应用降压药。例如慢性肾小球肾炎引起的继发性高血压，不能用外科手术的方法治疗，只能用内科的方法治疗，也没有根治的特效药。所以对于它引起的高血压，就必须长期服用降压药，使血压保持在正常或合适的水平。像原发性醛固酮增多症和肾血管性高血压，经过外科手术或介入治疗，大部分的患者，引起高血压的原发病变都得到了根治，治愈了它们引起的高血压。但是也有少数患者，由于各种原因，经过上述治疗后，血压依旧高于正常，这时就必须长期服用降压药。

怎样治疗嗜铬细胞瘤？

嗜铬细胞瘤是外科手术可以根治的继发性高血压。肿瘤大部分是在肾上腺髓质，有少数不在肾上腺髓质，而是在身体其他部位，例如胸腔、腹腔、膀胱等部位。肿瘤绝大多数是良性的，所以绝大多数的患者，明确诊断后，都可进行外科手术切除肿瘤，肿瘤切除后，高血压也就治愈了。

手术前必须进行一段时间的内科治疗，一般1~2周可以减少外科手术的危险性，保证患者的安全。这种疾病的诊断治疗一般都是在大医院的专科进行，而且都必须住院。出院后患者必须定期去医院的门诊随访，进行血压以及血、尿儿茶酚胺的测定。因为有极少数的患者会有复发，这种复发不一定是恶性的，患者不要太担心。恶性嗜铬细胞瘤是有的，但是非常少见。

［病例示范1］

女性，30岁，职业：脑力劳动者，高血压病史2年，平时血压正常，但是近来血压会突然升高，可以达到200/120mmHg以上，并伴有头痛、大汗淋漓，不用药治疗，也会很快下降到正常。血压正常后，人也感觉明显好转。如此的发作，已经有5~6次，发作的情况，每次都相似。最近发作有增加的趋势。发现高血压后，胃口特别好，但是体重反而减轻。非常怕热，冬天很冷的时候，人家都穿棉衣，还感觉冷。她过去也要穿棉衣，但是有高血压后，不但不要穿棉衣，而且还感觉热。晚上睡觉，盖的棉被也比过去大为减少。来门诊时血压正常，为120/80mmHg，心率也正常，每分钟是68次，因为这时没有发作。

分析：这位患者症状非常典型，是"嗜铬细胞瘤"的表现，就给她收入病房住院。住院后经过检查，24小时尿的儿茶酚胺明显升高。肿瘤定位在左肾上腺。因为嗜铬细胞瘤是外科可以治愈的继发性高血压，所以决定手术治疗，切除肿瘤。

处理：经过1~2周的内科治疗后，进行手术切除肿瘤。手术后随访了一段时间，血压正常，再也没有高血压的发作了，平时的胃口特别好，体重减轻，怕热等症状也消失了，就是说高血压根治了。

［病例示范2］

男性，28岁，职业：商业工作者，高血压病史2年，平时血压在160/100mmHg左右，工作忙碌时，血压可以上升到180/110mmHg，并有头痛，曾经在几家医院门诊就诊，还住过医院，也没有检查出高血压的原因。患者应用过当时（20世纪60~70年代）所有的降压药，也不能把血压降到正常水平，因此来医院住院。给他服用β-受体阻滞剂普萘洛尔（propranolol）后，他的血压不但不降，反而升高，因此就怀疑他可能是"嗜铬细胞瘤"。再次询问他近来是否胃口比以前好，而体重反而减轻。他考虑后回答说，"好像是这样"。就是说不是非常明显。这时就给他测定24小时尿儿茶酚胺，结果是升高的，但不是很高。当时没有超声检查，更没有CT，只有"腹膜后充气造影"X线摄片，结果好像肾上腺有肿瘤。经同双方领导、患者家属、泌尿科医生一起商量是否进行手术，明确了两点，一是患者是像嗜铬细胞瘤，可能性比较大，但是不是百分之百，有少数的情况可能没有肿瘤；二是如果不手术，此病不能根治，用药也很难使血压降到正常，以后如果发作，不及时治疗，或医生没有想到此病，可能会有生命危险。患者年龄轻，身体健康情况很好，手术危险性不大。患者的家属倒很理解，明确表态要手术。结果手术切除了肿瘤，病理切片检查，证实是嗜铬细胞瘤。高血压也就根治了。后来他的血压一直很好。

分析：他的病情不典型。为什么怀疑他是嗜铬细胞瘤呢？这是因为他服用了β-受体阻滞剂普萘洛尔，血压升高，是一个线索。因为如果是原发性高血压，服用β-受体阻滞剂后，应该是血压下降，不会使血压升高。当然最后确诊，还是要依靠尿儿茶酚胺的测定等方法。现在的诊断方法比过去要进步多了。

怎样治疗原发性醛固酮增多症？

原发性醛固酮增多症也是外科手术可以根治的继发性高血压。它的病变主要是在肾上腺皮质有腺瘤或者增生，分泌大量醛固酮，引起血压升高。肾上腺皮质腺瘤一般是用外科手术切除，大部分患者手术后，血压和低血钾都能恢复到正常水平。肾上腺皮质增生则不主张外科手术，因为手术后效果不好，高血压依旧存在，所以现在一般采用内科方法治疗。用药主要针对高血压和低血钾。

肾上腺皮质腺瘤手术后，并不是都能把疾病根治。有少数患者手术后，血压仍旧很高，或者血压虽然有所下降，但是仍旧高于正常值。这时就必须使用降压药治疗，把血压降到正常范围。

[病例示范]

男性，62岁，职业：医生。高血压病史5~6年，平时血压在（160~170）/（100~106）mmHg水平。服用降压药，血压基本能够控制在140/90mmHg上下。血尿常规检查正常。血脂、空腹血糖、肝肾功能、血尿酸等都正常。夜尿不多，无两下肢乏力。应用的降压药中有"吲达帕胺"（indapamide）。发现血钾降低（在3mmol/L以下）。曾在某医院心血管内科住院过，没有发现高血压的原因，认为血钾降低是"吲达帕胺"引起。他本人是医生，不放心，带了所有的检查资料来门诊咨询。

分析：吲达帕胺会引起血钾降低，但是血钾降到3mmol/L以下的非常少见，必须要考虑是不是"原发性醛固酮增多症"，建议他在这方面详细检查一下。

处理：后来他又去该医院住院，告诉他们是不是原发性醛固酮增多症，他们就进行这方面的检查，明确了是"原发性醛固酮增多症"。手术切除小的腺瘤后，血钾恢复正常，高血压也解决了。

怎样治疗肾血管性高血压？

肾血管性高血压是肾动脉狭窄，使供应肾脏的血流量减少，促使肾脏产生升压物质而发生高血压。造成肾动脉狭窄的原因，主要有肾动脉纤维肌性肥厚、大动脉炎和肾动脉粥样硬化。年轻人多为肾动脉纤维肌性肥厚和大动脉炎。老年人一般是肾动脉粥样硬化。

治疗的方法是用外科手术的方法来纠正肾动脉的狭窄，从而使供应肾脏的血流量恢复正常，肾脏产生的升压物质就会减少而恢复正常，产生高血压的原因消除了，高血压也就治愈了。但是并不是通过手术，每一个肾血管性高血压都能根治。一般讲，年轻患者由于肾动脉纤维肌性肥厚引起的，手术治疗的效果比较好，大动脉炎引起的效果就要差一些。老年患者往往是肾动脉粥样硬化引起，而且动脉粥样硬化不是单单局限在肾动脉，其他部位的动脉往往也存在动脉粥样硬化，特别是心脏的冠状动脉粥样硬化，使外科手术的危险性增加，手术效果比较差，所以往往不进行手术，而用内科治疗。近年来，除了血管搭桥手术外，还有放支架的方法。

不能用外科手术治疗的患者，或者已经进行外科手术，但是高血压依旧没有根治的患者，就需要应用内科治疗，应用降压药，使血压降到正常范围。

［病例示范］

女性，28岁，职业：工人。高血压病史6年，平时血压为（190~200）/（110~120）mmHg水平，症状有头痛。服用过不少降压药，效果都不理想，血压始终在比较高的水平。没有肾脏病和支气管哮喘病史。夜尿不多，无两下肢乏力，也无怕热多汗。父母亲没有高血压。体格检查发现腹部有3级收缩期血管杂音。心电图有左心室高电压。心率每分钟76次。血常规正常，尿常规检查有少量红细胞。血脂、空腹血糖、血尿酸、血钾、肝功能和肾功能都正常。肾脏和肾上腺的超声检查，发现左肾明显缩小，左肾长径比右肾短3cm。体重指数正常。不吸烟，不饮酒。

分析：患者女性，年龄轻，没有高血压家族史，腹部有血管杂音。肾脏超声检查有左肾明显缩小，长径比右肾短2cm以上，应该考虑有肾血管性高血压的可能，于是就收入病房住院。经过检查，特别是进行肾动脉造影，明确左肾动脉有明显狭窄，诊断为肾血管性高血压，由肾动脉狭窄引起，是外科可以治愈的继发性高血压的一种，可以用外科手术纠正。患者年龄轻，身体健康情况很好，肾功能正常，手术的危险性不大，可以手术治疗。

处理：经过患者和家属的同意，就进行手术。对左肾动脉进行血管搭桥手术，使左肾动脉血流畅通。手术经过顺利。出院后不久，血压降到正常，高血压得到根治，不需要再长期服用降压药了。

治疗原发性高血压的目的是什么？

能够把原发性高血压根治，当然是最好的，可是现在的医学科学水平，还做不到。现在所能够做到的就是把血压降到正常或理想水平。血压降到正常

那么什么样的降压药才是理想的降压药呢？

理想降压药的要求，有以下几点：

（1）能有效降低血压。

（2）不良反应很少，没有严重影响健康的不良反应。

（3）不增加或还能纠正其他心血管病的危险因素。

（4）不影响患者的生活质量。

（5）能逆转或防止脑、心、肾等靶器官的损害。

（6）服用方便，每日只需服用1次，降压作用持续时间在24小时以上。

（7）降压谷/峰比值高（60%~70%以上），降压平稳，血压波动小。

（8）经大规模临床试验证明能预防并发症的发生。

（9）价格适宜，效果/费用的比值高。

（10）不影响其他疾病的治疗。

现在我国高血压防治指南中规定的一线（首选）降压药，第一、第二和第八项都能够达到。其他各项，除去个别的降压药以外，也都能达到要求，所以我国高血压指南中把它们列为一线降压药。

降压谷/峰比值是什么意思？

一种降压药服用后，逐渐产生降压效应，到一定的时间后，达到最大的降压作用，这时称为降压的峰值。以后降压作用逐渐减小，到服药后的24小时，要第二次服药时，这时的降压作用最小，这时称为谷值。降压的谷值被降压的峰值除，就是降压的谷/峰比值。假如氨氯地平（络活喜）口服后，它的最大的降压作用在服药后6小时，降压幅度是10mmHg。到24小时后，这时的降压作用最小，降压幅度是7mmHg。那么氨氯地平的降压谷/峰比值是7mmHg/10mmHg，即70%。一个长效降压药，可以每天服用1次，它的降压谷/峰比值必须在60%~70%以上。现在医生告诉患者这个降压药每天可以1次服用，并不是医生心血来潮，自说自话，主要就是根据降压药的降压谷/峰比值。

高血压患者的血压应该降到什么水平？

应用降压药使血压下降，那么血压应该降低到什么水平，才是合适的呢？过去正常血压的标准是<140/90mmHg，降压的目标血压也是<140/90mmHg。现在世界卫生组织（WHO）、国际高血压学会（ISH）以及我国的高血压指南的规定中，正常血压改为<120/80mmHg，所以降压的目标血压也相应做了改变。目前依据2010年《中国高血压防治指南》，高血压合并糖尿病、肾病患者应降至130/80mmHg以下，老年单纯收缩期高血压患者，收缩压应该降至150mmHg以下，如果能够耐受，还可以再降低到140mmHg以下，根据具体情况决定，但是要避免血压过低（上述目标值近期可能还会进行修改）。危险程度越高的高血压患者，越需要把血压降至目标值。达到目标血压所需的时间应根据患者的具体病情决定，要个体化，因人而异，不要一刀切。血压不是越低越好。

降压药应该怎样选择？

降压药的选择应该根据病情（包括血压高度、其他危险因素、糖尿病、靶器官损害以及合并其他疾病等）结合降压药的药理作用选择降压药。例如：伴有心动过速者应用β-受体阻滞剂，因为β-受体阻滞剂能够降低血压和心率。伴有浮肿者应用利尿降压药，因为利尿降压药会消除浮肿和降低血压。有心绞痛者宜用钙离子拮抗剂或β-受体阻滞剂，因为这两种降压药，除了能够降低血压外，还能够治疗心绞痛。有糖尿病或心力衰竭者宜用血管紧张素转换酶抑制剂或血管紧张素Ⅱ受体拮抗剂，因为这两种降压药，对糖尿病和心力衰竭都有好处。

一线（首选）降压药有哪些？

高血压患者开始应用降压药治疗，在这许多降压药中，首先应该选择哪一种降压药呢？《中国高血压防治指南》把以下几类列为一线降压药。

（1）利尿降压药。例如氢氯噻嗪（hydrochlorothiazide）、吲达帕胺（indapamide）等。

（2）β-受体阻滞剂。例如阿替洛尔（atenolol）、美托洛尔（metoprolol）、比索洛尔（bisoprolol）等。

（3）钙离子拮抗剂。例如硝苯地平（nifedipine）、尼群地平（nitrendipine）、氨氯地平（amlodipine）、拉西地平（lacidipine）、非洛地平（felodipine）等。

（4）血管紧张素转换酶抑制剂。例如卡托普利（captopril）、依那普利（enalapril）、赖诺普利（lisinopril）、贝那普利（benazepril）、培哚普利（perindopril）、福辛普利（fosinopril）等。

（5）血管紧张素Ⅱ受体拮抗剂。例如氯沙坦（losartan）、缬沙坦（valsartan）、厄贝沙坦（irbesartan）、坎地沙坦（candesartan）等。

（6）上述药物组成的固定剂量复方降压制剂。例如复方卡托普利、复方氯沙坦等。（参见附录）

利尿降压药的优缺点是什么？

这一类降压药在20世纪50年代开始临床应用，大规模的临床试验都用这类药物，最主要是噻嗪类。我国常用的是氢氯噻嗪（hydrochlorothiazide）。它使肾小管重吸收电解质减少，降低碳酸酐酶活性，使重碳酸盐排出增加。降压机制是由于血容量减少，心输出量降低，细胞外液容量缩减，总外周阻力下降和血管对升压物质的敏感性降低。

优点：这类药物价格便宜，过去大规模的临床试验，已证实能降低血压，减少高血压患者并发症的发生率和死亡率。所以目前仍是首选降压药。美国的一个大规模临床试验（ALLHAT），对利尿降压药、血管紧张素转换酶抑制剂和钙离子拮抗剂进行了比较。结果显示，从减少高血压的并发症的角度看，利尿降压药的效果与其他两种新的降压药相同，甚至有过之而无不及。所以美国的高血压防治指南（JNC8）中，特别强调要首先考虑应用利尿降压药。在临床治疗中为了使血压达标，需要联合用药时往往少不了利尿降压药。此外噻嗪类利尿降压药对骨质疏松症也有好处。利尿降压药被认为是高血压治疗中的基础治疗药。它与其他降压药（包括血管紧张素转换酶抑制剂、血管紧张素Ⅱ受体拮抗剂、钙离子拮抗剂、β-受体阻滞剂）合用，能加强这些降压药的疗效，在临床应用和临床试验中都显示能够有效地降低血压和减少高血压的并发症。

缺点：不良反应较多。可引起血清总胆固醇、甘油三酯、血糖和血尿酸等的升高和高密度脂蛋白（HDL-C）及血钾的降低，还可引起胰岛素的敏感性降低。这些都是心血管病的危险因素。但是如果减少剂量（每天不超过25mg），它的不良反应可明显减少或减轻。

吲达帕胺与氢氯噻嗪有什么不同？

吲达帕胺（Indapamide），也是利尿降压药，除利尿作用外，尚有钙离子拮抗作用。对血脂没有不良影响。其降低血钾、升高血尿酸等不良反应，较氢氯噻嗪为轻，每日2.5mg，对血糖没有影响。它作用持续时间长，只需每日服用1次，每次1.25mg即可。它的化学结构与磺胺药有相似之处，所以对磺胺类药物过敏者禁用。曾有研究证实，每日1.5mg，即有明显降压作用。1.25mg与培朵普利4mg合在一起的复合片剂已经上市（参见附录），效果很好。本药与培朵普利（perindopril）合用，治疗中风后高血压，能减少中风的再发，已经有大规模的临床试验证明（PROGRESS）。最近公布的另外一个国际性的临床试验（ADVANCE），是有糖尿病的高血压患者，用了吲达帕胺和培哚普利治疗，也减少了脑卒中的发生。曾经有一个临床试验（NESTOR），显示吲达帕胺缓释片对血糖、血脂和肾功能都无不良影响。

其他利尿降压药与氢氯噻嗪有什么区别？

呋塞米，是利尿剂。在患者有氮质血症或尿毒症时应用，但在一般高血压中，不推荐应用。

滞钾利尿剂如氨苯蝶啶和阿米洛利，一般单独不用于高血压的治疗，多与氢氯噻嗪合用，希望能够纠正氢氯噻嗪引起的低血钾。但是应用的结果，不是都能使血钾在正常水平，有的可能降低，有的可能升高，所以仍旧需要定期测定血钾。

螺内酯（安体舒通）是醛固酮拮抗剂，原发性高血压的治疗中一般不用它。其降压作用不大理想，不良反应比较多，除了血钾升高以外，还能引起男性乳房增大、女性月经不调等。但继发性高血压中的原发性醛固酮增多症，如果不能手术治疗，用内科方法治疗时往往应用它，对心力衰竭有利，所以高血压合并慢性心力衰竭的患者，可以选用它。

β-受体阻滞剂的优缺点是哪些？

这一类药物在20世纪60年代开始临床应用，现在品种很多，降压疗效基本相仿。在高血压治疗中多选用心脏选择性和长效品种，例如阿替洛尔（atenolol）、美托洛尔（metoprolol）和比索洛尔（bisoprolol）等，还有一些新的品种例如塞利洛尔（celiprolol）和卡维特洛尔（carvedilol）等，尚有α-受体阻滞作用和扩血管作用。（参见附录）

优点：它除了能够降低血压外还能治疗冠心病、心动过速和心律失常。在应用二氢吡啶类钙离子拮抗剂（平时人们称它为"地平"类）治疗时，可能会出现心率加快，这时加用β-受体阻滞剂（如果没有禁忌证的话），会使心率恢复正常，而且还会加强降压作用。

缺点：引起支气管痉挛，所以有支气管哮喘者不能应用。它使心率减慢，抑制心脏的传导，所以有心动过缓、心脏传导阻滞或病态窦房结综合征等的患者，不能应用。对嗜铬细胞瘤患者，不能单独应用。

［病例示范］

男性，35岁，职业：脑力劳动者。高血压病史2年。工作紧张时血压可达160/100mmHg，平时血压在（150~156）/（90~98）mmHg水平。不吸烟，不饮酒。身高1.76m，体重70kg，体重指数23kg/m^2（正常），无支气管哮喘和肾脏病病史。母亲有高血压。直系亲属中没有脑卒中、心肌梗死患者。心电图正常，血、尿常规正常，肝、肾功能正常，空腹血糖、血脂和血钾都正常。B超检查肾脏和肾上腺都正常。心率每分钟88次。

分析：该患者年轻，血压水平属于1级高血压。没有其他危险因素，体重指数正常，各器官功能没有受损，没有继发性高血压征象。所以诊断为原发性高血压。危险程度属于低危。

处理：继续保持目前良好的生活习惯，不吸烟，不饮酒，保持正常的体重指数。因为是脑力劳动，工作都是坐在办公室电脑前，所以要增加业余时间的身体体力活动，进行恰当的体育运动锻炼。他的心率比较快，经过检查没有发现其他的原因。

降压药的选择，就在一线降压药中选用能够使心率减慢的降压药，就选择β-受体阻滞剂中的比索洛尔（bisoprolol）。该药不但降压，而且使心率减慢，又是长效降压药，只需要每天早餐后服用一次就行。这对年轻、工作紧张的人来说，就有很大的优越性。如果给他每天服用2~3次的降压药，他可能因为工作忙，忘记服药，影响治疗效果。他服用了比索洛尔后，复诊2~3次，血压就下降到正常水平。原来有的心悸不适也消失了。那时是冬天，他需要每天服用一片（5mg）。后来到夏天时，血压下降，他把剂量减少为半片，血压依旧很好。他又减为1/4片，血压仍旧正常。他把药停用了，结果血压仍是正常，但是心率变快了，有点心悸的感觉。所以就又用药，每天1/4片。就这样至今已经有6~7年了，血压正常，在120/80mmHg左右，自己感觉也很好。他现在已经掌握了自己的用药规律，冬天每天服用0.5~1片（5mg/片），夏天每天服用1/4~1/2片，就不经常来门诊了。

钙离子拮抗剂有哪些品种？

这类降压药在20世纪70年代临床开始应用，是目前应用很广泛的一类降压药。降压机制是抑制钙离子从细胞外进入细胞内，使细胞内钙离子浓度下降，导致血管扩张，总外周血管阻力降低。第一代的代表性药物有3大类：①苯烷基胺类：如维拉帕米（verapamil）（过去称异搏定）。②苯噻氮类：如地尔硫䓬（diltiazem）（目前我们应用比较多的产品，商品名为恬尔心）。③二氢吡啶类：如硝苯地平（过去称硝苯啶、心痛定）。因为这一类降压药的名称的结尾，都有"地平"二字，所以患者往往称它为"地平"类。这一类的品种很多，例如尼群地平（nitrendipine）、尼卡地平（nicardipine）、非洛地平（felodipine）、氨氯地平（amlodipine）和拉西地平（lacidipine）等，以后还会有新的品种。（参见附录）

维拉帕米有哪些优缺点？

优点：除了降压以外，它还能治疗室上性心律失常和心动过速。

缺点：不良反应有口干、便秘，抑制心肌收缩及传导较明显，会使心率减慢，所以有心动过缓、传导阻滞和心力衰竭的患者不能应用。降压的效果不如"地平"类效果好，所以在高血压的治疗中应用较少。不能与β–受体阻滞剂或可乐定合用。

地尔硫䓬有哪些优缺点？

优点：除了降压之外，治疗心绞痛效果比较好，所以合并心绞痛的高血压患者是它的适应证。因为它使心率减慢，所以同时还有心率快的患者就更适宜。

缺点：它也抑制心肌收缩及传导（程度较维拉帕米轻），所以有心动过缓、传导阻滞和心力衰竭的患者也不能应用。最好不要与β–受体阻滞剂或可乐定合用。

"地平"类钙离子拮抗剂有哪些优缺点？

优点：降压效果比较好，尤其是我国的高血压患者，比外国白人高血压患者，降压效果更好，所以应用很多、很广泛。长效品种每日只需服用1次，即可控制一天24小时的血压，同时降压谷/峰比值高，降压平稳，血压波动小，患者不会忘记服药，服药依从性好，像氨氯地平与拉西地平就属于这一类的长效品种。除了降低血压外，也能治疗心绞痛和心动过缓。心脏传导阻滞或病态窦房结综合征等患者，也可以应用。

缺点：常见的不良反应是踝部浮肿。浮肿的特点往往是晚上睡觉前发现，第二天早晨起床时消失。一般对健康没有影响，轻度的踝部浮肿，可以继续服用。单独应用时可能出现心率增快（这时如果加用β-受体阻滞剂，会使心率减慢，同时增强降压作用）。

血管紧张素转换酶抑制剂（"普利"类）有哪些品种？

这一类降压药临床应用是在20世纪80年代，也是目前应用广泛的一类降压药。由于这类降压药的名称结尾都有"普利"两字，所以患者往往称它为"普利"类，品种很多（参见附录）。第一代药物是卡托普利（captopril），作用时间短，需每日服用2~3次。现在品种很多，至少有十种以上。例如依那普利（enalapril）、赖诺普利（lisinopril）、贝那普利（benazepril）、培哚普利（perindopril）、西拉普利（cilazapril）和福辛普利（fosinopril）等，已在我国上市。降压效应和不良反应大致相仿，适应证和禁忌证也相似。除这一类药物的共性外，各药尚有它各自的一些特点，主要是药理学或药代学上的特点。大都是长效，可每日服用1次，在剂量较大时，最好每日2次服药。大部分品种是前体药，本身没有降压作用，口服吸收后在肝脏转化为活性产物，才起降压作用，在肝脏有疾病时必须注意。这类药物开始应用时，要从小剂量开始，尤其是在应用利尿剂的患者，更需要从很小的剂量开始，以避免发生低血压。

西方国家的白种人应用较多。我国高血压患者单独应用，降压效果不如"地平类"钙离子拮抗剂。如果加上利尿降压药一起用，降压作用会增强。

"普利"类降压药有哪些优缺点？

优点：没有代谢方面的不良反应，对血脂、血糖、血尿酸等都没有不良影响，也能治疗心力衰竭。对合并糖尿病、心力衰竭或心肌梗死的高血压患者，国内外的高血压防治指南都推荐它为首选降压药。伴有糖尿病的患者，有微量白蛋白尿，服用后，会使尿蛋白减少。

缺点：最常见的不良反应是咳嗽。据有人研究发现，中国人，尤其是女性，发生率更高，是不能应用这一类降压药的主要原因。其他不良反应少见。特别是近年来趋向应用较小剂量时，不良反应更少见。个别患者对它过敏，服用后产生过敏反应，严重者产生喉头水肿、呼吸困难而死亡。文献上曾有报道，药品说明书上也写得很清楚。不过这种过敏的情况，非常少见，但是在第一次应用时，也要注意。应用这一类降压药后，部分患者会有血钾轻度升高。它对胎儿会产生有害的作用，要准备怀孕的育龄妇女，不能用这类降压药。

血管紧张素Ⅱ受体拮抗剂（沙坦类）有哪些品种？

这一类降压药特异性地拮抗血管紧张素Ⅱ受体（AT1）。例如氯沙坦（losartan），是这一类降压药中的第一个，1995年美国食品药品管理局（FDA）批准后上市。它的应用指征和禁忌证与血管紧张素转换酶抑制剂相同，疗效也相仿。新品种不断出现。目前已有缬沙坦（valsartan）、厄贝沙坦（irbesartan）、坎地沙坦（candesartan）、替米沙坦（telmisartan）奥美沙坦（olmesartan）等在我国上市应用，今后将会有更多的品种。不过它们的作用都大同小异。由于这类药物的名称末尾都有"沙坦"两字，所以人

水平，并长期保持，从而能使并发症的发生率降到最低水平。所以通过降低血压，减少、预防并发症的发生，就是现在我们治疗原发性高血压的目的。

降低血压能够减少高血压并发症，有证据吗？

有的。国内外许多临床试验的结果都证明了降低血压可以减少高血压的并发症，尤其是脑卒中，降低更为明显。国外大量随机化对照的临床试验结果，显示收缩压降低10~14mmHg，舒张压降低5~6mmHg，脑卒中减少2/5，冠心病减少1/6，总的主要心血管事件减少1/3。

我国4项临床试验的综合分析，收缩压降低9 mmHg，舒张压降低4mmHg，脑卒中减少36%，冠心病减少3 %，总的主要心血管事件减少34%。已经发生脑卒中的高血压患者，长期服用降压药，使血压降低，也能减少脑卒中再发的机会。有研究提示血压水平与脑卒中再发生有关，脑卒中每年复发率约4%，控制高血压是脑卒中二级预防的关键。我国长期随访研究提示，脑血管病患者基础及治疗后血压平均水平与脑卒中再发有关，血压水平较高者脑卒中再发率高。

近年来发表的大规模随机临床试验表明降压治疗对既往有脑血管病病史的患者有好处。最近公布了有我国参加的国际合作研究，共有20个国家参加，对有糖尿病的高血压患者进行临床试验，用培哚普利和吲达帕胺治疗，使脑卒中的发生率减少，即使是对单纯收缩期性高血压，降压治疗效果也十分明显。中国老年收缩期性高血压前瞻性临床试验（Syst-China）显示，随访4年，降压治疗组比安慰剂对照组脑卒中死亡 降低58%，达到统计学显著水平。

理想降压药的标准是什么？

原发性高血压的治疗，除了健康的生活方式等非药物措施外，药物治疗主要是应用降压药。现在降压药很多，各家药厂都说自己药厂生产的降压药怎么怎么好，搞得高血压患者晕头转向，甚至把有些医生也搞糊涂了。

们常常称它们为"沙坦"类。（参见附录）

血管紧张素 II 受体拮抗剂的优缺点是什么？

优缺点基本上与血管紧张素转换酶抑制剂相仿。它的优点是没有咳嗽的不良反应，所以如果患者需要应用血管紧张素转换酶抑制剂，但是应用后，出现咳嗽，就可应用血管紧张素 II 受体拮抗剂，但是药品价格通常要比"普利"类的药物高。

什么是 α-受体阻滞剂的优缺点？

这一类降压药不是很新的药，如酚苄明和酚妥拉明，多用于嗜铬细胞瘤的内科治疗。α_1-受体阻滞剂如哌唑嗪、特拉唑嗪、多沙唑嗪和乌拉地尔等还有改善脂质代谢作用，但会造成立位性低血压，尤其是在首次应用时产生，称"首剂反应"。过去一些高血压防治指南中，也把这类药列为一线（首选）降压药，但是它的降压效果并不很理想，所以我国应用很少。此外美国的一个临床试验，开始设计的方案中有一组是用多沙唑嗪的。在进行的过程中，发现它的效果不好，所以就提早终止了。现在的高血压防治指南中的一线（首选）降压药，已经没有它了。

什么是 α、β-受体阻滞剂？

α和β-受体阻滞剂，如拉贝洛尔（过去称为柳胺苄心定）兼具 α 和β-受体阻滞，但是β-受体阻滞作用大于 α-受体阻滞。目前应用于妊娠高血压中较多，因为在妊娠妇女中应用，对母婴的不良影响小。但是在一般的原发性高血压中应用，降压效果不是很好。由于它的主要作用还是β-受体阻滞作用大于α-受体阻滞，所以它的应用注意，大体上与β-受体阻滞剂相仿。此外尚有卡维地洛和阿罗洛尔。

还有其他降压药吗？

（1）交感抑制剂。凡产生的净效应是使交感活性降低的均属于这一类。根据其作用部位，又可分为：

中枢作用药：如甲基多巴、可乐定等。我国应用可乐定较多，优点是对肾功能没有不良影响，缺点是有撤药后血压回升。甲基多巴作用与可乐定相仿，但可引起肝脏损害，我国肝脏病患者多，故较少应用。但妊娠高血压患者应用较多。有限的临床应用显示它对孕妇及胎儿比较安全。

外周作用药：如利血平和胍乙啶等。由于不良反应多，应用较少，利血平已几乎不单独应用，胍乙啶也仅限于顽固性高血压时与其他降压药合用，一般不单独用于轻、中度高血压。目前我国的小复方中含有小量利血平或胍乙啶，例如复降片中有利血平，复方罗布麻片中有胍乙啶。

（2）血管扩张剂。直接扩张血管。例如肼屈嗪过去应用较多，自从钙离子拮抗剂普遍应用后已很少用。原因是它的不良反应较钙离子拮抗剂多。过去妊娠高血压患者常应用它。有些小复方制剂，例如复方降压片、复方罗布麻片和常药降压片中，都含有小剂量。米诺地尔作用较强，不良反应也多，故仅在顽固性高血压的联合用药中应用它，由于应用很少，药厂不生产，所以市场上已经不能买到。

服用可乐定要注意什么？

可乐定（clonidine）不是高血压防治指南中的一线（首选）降压药，所以在高血压治疗中，应用不多。在降压药中，它是属于中枢交感神经作用药。优点是它对肾功能没有不良影响，在肾功能已经损害的患者中，可以应用它。它常见的不良反应是便秘、口干和嗜睡，尤其是便秘，对高血压患者来说很不好。特别是老年高血压患者，往往有便秘或便秘倾向，服用可乐定后，有便秘倾向的就出现明显的便秘，原来就有便秘的，便秘就更加严重。便秘对于高血压患者来说，危害明显大于没有高血压的人。因为有高血压的患者有便秘，排便就要用力屏气，屏气时容易使血压升高。这时容易发生脑卒中。应用可乐定后，如果需要停止服用，不能立即停用，必须逐渐减少剂量，到剂量很小时，才可以停用，且因为它是交感神经抑制剂，所以不能与其他的交感神经抑制剂一起合用。它对交感神经起抑制作用，所以服药后，患者的心率会变慢，所以不能与其他会引起心率减慢的降压药合用。引起心率减慢的降压药，除了可乐定之外，有β–受体阻滞剂如美托洛尔（metoprolol）、阿替洛尔（atenolol）、比索洛尔（bisoprolol）等，钙离子拮抗剂如维拉帕米（verapamil）和地尔硫䓬（diltiazem）等。现在降压药很多，最好不要长期应用可乐定。由于可乐定服用后降压作用产生比较快，所以在血压偶尔升高时，又不能去医院急诊室，可以临时服用1次。此外，对于开车或者进行机械操作的患者来说，要慎重使用这类药物。

［病例示范］

男性，58岁，职业：教师。高血压病史5年，血压水平在160/100mmHg以下，有慢性大便次数增加的病史约3年。每天大便最多时达到7~8次，有时在给学生上课时，也要停下来，去厕所排便。大便不成形，经过消化科的专家看过，检查不出原因，只能服用一些能够减少大便次数的药物。无支气管哮喘、糖尿病等其他慢性病。直系亲属中没有脑卒中或心肌梗死患者。血、尿常规检查正常。肝、肾功能、空腹血糖、血脂、血钾和血尿酸以及肾脏、肾上腺的B超检查都正常。不吸烟，不饮酒。体重指数正常。心电图正常，心率每分钟76次。

分析：患者没有继发性高血压征象，诊断为原发性高血压，合并慢性腹泻。患者年龄超过55岁，是一个危险因素。血压水平属于1级高血压。轻度高血压伴有一个危险因素，危险程度是中危。高血压病史已经5年，应该给予降压药治疗。像他这样的病情，我国高血压防治指南中的一线（首选）降压药都可以用。考虑到他同时还有不明原因的慢性腹泻，是用一种降压药治疗高血压，再用另外一种药治疗慢性腹泻（过去他就是这样治疗的）好，还是用一种降压药，既能降压，又能治疗慢性腹泻好呢？大家一定会说，当然是后一种方法好。那么降压药中有没有这种药呢？降压药中有一种降压药叫"可乐定"（clonidine），它不是我国高血压防治指南中的一线首选降压药。它有一个比较常见的不良反应，就是服用这个降压药，原来大便正常的，会出现大便秘结。如果原来大便不是很通畅，有便秘倾向的人，就会出现明显的便秘，已经有便秘的人，便秘就变得更严重了，所以它在高血压治疗中，选择降压药，总是轮不到它。这个不良反应，现在对这位有慢性腹泻的高血压患者来说，就不是不良反应了，反而可以对他的慢性腹泻起治疗作用。根据这个道理，可以给他应用可乐定。因为他的高血压属于轻度，血压水平不是很高。估计一种降压药可能就会使血压降到正常。他用了可乐定后，不但血压下降到正常，大便次数也减少了。最后他干脆就把原来治疗慢性腹泻的药停用了，腹泻也没有复发。

什么是复方制剂的优缺点？

复合制剂是把两种经常联合应用的降压药，合并在一起制成复合片剂。这样可提高患者服药依从性。例如过去有"阿特芬"，即是利血平和肼屈嗪合在一起。现在有复方氨苯蝶啶（氨苯蝶啶和氢氯噻嗪）、复方阿米洛利（阿米洛利和氢氯噻嗪）、复方卡托普利（卡托普利和氢氯噻嗪）和复方依那普利（依那普利和氢氯噻嗪）、复方氯沙坦（氯沙坦和氢氯噻嗪）等。国外这种复合片剂更多。例如氯沙坦和氢氯噻嗪合在一起，商品名称为海捷亚，早已在我国上市应用。现在已有很多的这种复合片剂（可参见附录）。患者如果拿到这类复合片剂，必须看一下它的药品说明书，说明书上会写明药片中的降压药成分。这些复合片剂中两种药的剂量固定，如果只要增加或减少其中一种药的剂量时，就有点不合适了。

小复方制剂的优缺点是什么？

小复方制剂是我国特有的，考虑到我国的实际情况，也有必要说一下。据了解，小复方制剂我国应用十分广泛，据说它的销量是降压药中的第一位。它含有2~3种降压药，以1/3~1/8的常规剂量合在一起，有些制剂还加入小剂量的维生素、镇静剂，有的还加入中药，而以中药命名。这些小复方制剂中都含有利尿降压药"氢氯噻嗪"。优点是降压作用缓和，不良反应少，价格低廉，缺点是降压效应较小，对较重的高血压疗效不够理想。制剂中的非降压药成分以及中药，起什么作用，以及多种药物的相互作用如何，都未经药理学及临床研究。降压药成分也比较陈旧，有些制剂含有镇静安眠剂，虽能改善睡眠，但长期服用易成瘾。

高血压患者用药是否需要看药品说明书？

需要的。医生开的降压药，有的患者很认真地看药品说明书，把说明书中列举的不良反应，看得很仔细。外国药厂的药品说明书，不良反应写得特别多，患者看了常常来门诊问大夫，不敢应用。有的患者非常马虎，根本不看药品说明书，甚至连药品的名称都不知道。这两种态度都是不恰当的。

高血压患者应该怎样看药品说明书呢？

（1）首先是看药品的名称。患者要知道的应该是"通用名"和"商品名"。特别是通用名很重要，但是很多患者，甚至有些医生喜欢用商品名，记商品名。例如降压药"氨氯地平"，这氨氯地平是通用名，全世界的医生都知道。当然外国不用中文，而是用英文。而商品名就不同了，例如氨氯地平，是由美国辉瑞制药公司研制的，它在中国的商品名称是"络活喜"，但是在其他国家就不叫络活喜了。现在络活喜在中国的专利已经过期，所以我国许多药厂都已经仿制成功，都已经上市多年。它的通用名仍是氨氯地平，但是它的商品名，各厂的产品就不同了。

（2）要看适应证。就是它可以治疗哪些疾病。

（3）要看用法和剂量。降压药一般是口服。饭后服用还是饭前服用；

药片是否可以掰开服用；一般控释片和缓释片是不能掰开服用的。开始剂量是多少；最大剂量是多少。

（4）要看禁忌证。就是在什么情况或什么疾病时，禁止应用该药。

（5）要看不良反应。部分药厂的产品说明书写得特别多。而有些药厂产品的说明书则写得特别少。这方面患者可以有一个大概的认识，但不应纠结于不良反应而不服药。出现不良反应时，必须去请教医生。

（6）要看注意事项。针对自己的情况，对照说明书上的注意事项，看看自己有没有上面说的要注意的内容。

（7）要看药品的有效期、生产日期。过有效期后的药品是不能再服用的。

（8）要看药品的生产厂家。生产厂家的好坏，对药品的质量和治疗效果有很大的关系。

（9）说明书上还有许多项目，如果患者看得懂的话，可以选择与自己有关的项目看一下。

（10）要注意的是患者看了说明书后，不能就凭说明书，自己买药，自己治疗，不看医生。看说明书的目的是患者对自己服用的药物，有一定的了解。在去医生处复诊时，知道要告诉医生什么，让医生了解，可以提高降压疗效，减少不良反应。不是看了说明书后，就可以自己既做患者，又做医生。

我国高血压治疗的现状如何？

我国高血压患者的治疗状况，不容乐观。2002年的调查，我国高血压患者的治疗率为24.7%，血压控制率为6.1%。就是说，每4个高血压患者中，只有1个人在接受治疗。100个在治疗的高血压患者只有6个人的高血压得到控制（血压达到140/90mmHg以下）。虽然2004~2005年的调查，有明显提高，治疗率为38.5%，血压控制率为9.5%。但是与美国相比较，差距还是很大的。美国2000年高血压患者的治疗率是59%，血压控制率是34%。我国2015年的调查血压控制率上升到16.8%，有明显的提高。

药品用得多好还是少好?

每一位患者都希望自己的病能够治疗得愈彻愈好,因此,往往会要求医生开好多药。在门诊中,常常有这样的患者,他(她)患有高血压病,服了很多药,血压仍没有得到控制。其实治疗同一种病,不必要用很多的药,用药太多,药与药要互相起作用,结果有时反而很不好,对身体是有害的。必要的药一定要用,而且剂量要用足。不是必要的药,可用、可不用的药尽量不要用,这对减少药物的不良反应有好处,对患者是有利的。

降压药是否要不断调换?

大部分高血压患者都是原发性高血压,目前尚不能根治,因此,只能长期服用降压药,使血压保持正常。血压高的时候,患者往往会有不同程度的不舒服感觉,例如头痛、头胀等,影响工作和生活。服用降压药,使血压保持正常,这些症状就会消失,患者感到舒适,能够像其他没有高血压的人一样正常生活和工作。所以在目前无法根治的情况下,服用降压药使血压保持正常,就成为预防并发症发生的主要方法。高血压患者都在长期服用降压药,因此很多患者都会产生"老用一种降压药不好,应该经常调换一下。"的想法。

调换降压药有一个缺点,就是原来你服用一种降压药,是经过几次门诊,已摸索出的适合你的剂量,取得很好疗效,现在你要换另一种降压药,那么又要从头做起,又要通过几次门诊,摸索出你的合适剂量,以取得很好疗效,可能还会出现疗效不如原来降压药的情况。如果经常去换,那就要经常摸索剂量,不断调整。是否你对任何一种降压药都能取得同样的良好疗效,而又没有不良反应,也只能在实践中来显示,也无法预测,这样不断调换,不断摸索剂量,有什么意义呢?

长期应用降压药会产生抗药性吗?

一般人都有这样的常识，认为药物长期应用都要产生抗药性。其实并不是所有的药物都如此。对药物产生抗药性，最主要的是指抗菌药一类杀灭细菌等微生物的药物。

原发性高血压不能根治，降压药必须长期服用，所以研究降压药的专家学者们，早就考虑到降压药长期服用是否会产生抗药性的问题。实际上不是抗药性，而是是否会产生"耐药性"？就是说，服用一段时间后疗效逐渐降低。大家可以看一下降压药的说明书，有没有说降压药应用的期限？超过一定时间，要产生耐药性，必须停用，改用其他降压药或采取预防措施。这种情况是很少见到的，不过有一种降压药，叫"可乐定"，它的说明书上有这样的说明，"长期应用后，降压疗效可能降低，如果出现这种情况，加用利尿降压药，可防止这种情况"。相反地，有些降压药例如氨氯地平，它的说明书上说，"服药后，降压效应逐渐增加，不要过快增加剂量。建议在4~6周后增加剂量"。举了上面的例子，说明市场上上市的降压药，都已经经过科学研究，长期服用，不会产生耐药性的。如果要产生耐药性，则该降压药不应上市，国家的药品审查监督部门也就不会批准它。

有些患者开始服用一种降压药，血压很正常。但是过了数年后，血压升高了。这不一定是药物产生耐药性，可能是患者的病情发生变化，因素很多，最主要是因年龄增大，可导致血压升高，这时必须去看医生。

长期应用降压药会不会生癌?

不会的。一种新的降压药在上市供临床应用之前，国家的药品监督部门都要求做长期试验，试验包括致癌。如果要致癌，是绝对不能上市的。所以现在临床应用的降压药，长期应用是不会致癌的。

血压正常后是否可以停药？

前面已经说过，原发性高血压目前尚无法根治。就是说应用降压药后，血压降至正常，但是病还没有根治。如果停用降压药，待药物作用消失后，血压就会再次上升。世界卫生组织，国际高血压学会以及中国高血压联盟等的高血压防治指南中明确指出，"凡是正确诊断为原发性高血压的患者，如果停用降压药后，血压迟早会升至用药前水平"，所以说，是不能停药的。这是全世界的共识。有患者反映，有的杂志上说，血压降至135/80mmHg，就可以不再用药。这种说法难以核实，但如果真的是这么说的，那是不对的，没有科学根据。达到这样正常的血压水平，其实是由于降压药的降压作用所致。

降压药的剂量是否不能变动？

大家都知道，血压是在不断变动的。影响血压的因素很多，各人不一样。患者应该尽量避免这些因素，使血压不要波动很大。要做到这一点，患者要加强个性修养，避免各种不良刺激因素。像情绪波动等因素引起的血压升高，依靠增加降压药的方法是不可取的，应该预防为主。有些影响因素，例如季节变化（即气候冷热变化）对血压有影响。特别是气温变化比较剧烈时，血压也会剧烈波动。这时就要及时去看医生，由医生来调整降压药的剂量，使血压保持在正常范围。不太高或太低。

血压达标后仍应按照原来的药物及剂量，继续服药，并定期门诊，测量血压。如果血压降的很低，例如收缩压在110mmHg以下（要根据患者年龄等具体情况，参考当时的气温趋势），可以减少降压药的剂量。但是必须注意，在减少剂量后，要密切监测血压，如果血压上升，超过正常水平，则说明不能减少剂量，仍应恢复原来的剂量。如果血压并没有降得很低，在合适的水平，则不能减少剂量，更不能停药。

所以降压药剂量并不是不能变动，而是不能随意变动，应该由医生根据不同病情来调整。

根据气温和季节变化，如何调整降压药？

原发性高血压患者经年累月都在服用降压药。但高血压有一个特点，就是气候的冷热变化，会影响血压，一个人的血压要随天气冷热的变化而变动。高血压患者则变动更大，应有足够的认识，才能采取相应的措施。那么具体怎样调整降压药的品种及剂量呢？以上海地区为例。一般5月份以后，天气转暖，气温上升，血压下降，可以减少剂量。如果减量后，血压又上升，超过正常范围，说明不能减量。正像穿衣服一样，如果天气转热，可减少衣服。但如果减少后，觉得冷，就不能减，否则受寒，会引起感冒等疾病。应用降压药使血压下降也是一样，应用剂量太大，会产生不良反应，应用剂量不足，不能把血压降至正常，就没有达到治疗目的，起不了预防并发症的作用。不少高血压患者属轻度高血压，血压水平只轻度升高。平时服药不多，在寒冷的冬季（1、2月份）服药也不很多。随着气候转热，剂量逐渐减少后，血压仍正常。这类患者在炎热的夏季（7、8月份），往往不服药，血压也在正常范围，但这段时间必须不断测量血压。如果血压上升，超过正常范围，则需服药。一般10月份以后，天气转冷，血压上升，夏天已经不用服药的患者，这时就要重新服药，还在服用少量降压药的患者，这时就要增加剂量。根据血压水平及时调整降压药的剂量，自己没有经验，最好去医院，请医生来调整降压药的剂量。

没有不良反应的降压药，有吗？

所有治疗疾病的药物都有不良反应，中医师也认为"是药三分毒"。毒就是不良反应。降压药当然也不能例外，也有不良反应，但是没有严重危害人体健康的不良反应。降压药是药物中不良反应最少的药物之一。所以有的患者不大重视，自己买药，自己给自己治病。有的到了发生不良反应时，才来找医生看病，而不是预防为主。降压药虽然不良反应很少，但是也不是服得越多越好。没有高血压，当然不会服降压药。有了高血压病，当然要服药，但是也要越少越好。如果服用一种降压药，血压就能正常，就不要服用两种。如果服用两种降压药，血压可以正常，就不要服用3种。对同一个患者，治疗同一种疾病，取得同样的治疗效果，用药最少的医生是最高明的，而用药最多的，则是水平最差的。降压药虽然不良反应很少，可以说是没有危害人体健康的严重不良反应，但是患者也不能掉以轻心，要根据医生的指导用药。

长期服用珍菊降压片会引起阿尔茨海默病吗？

珍菊降压片是小复方制剂，是由降压药可乐定（小剂量）和氢氯噻嗪（小剂量）和一些中药制成的，用中药名称命名，是20世纪60~70年代，由上海市高血压研究所研制的。它降压作用比较轻而缓和，适合于轻度的高血压患者使用，已经应用有50年左右的历史了，没有发现有明显的不良反应。缺点主要是它的降压作用小，对中度或中度以上的高血压患者，单独依靠珍菊降压片是不可能把血压降到正常的。至于引起阿尔茨海默病，目前没有看到相关的报道。根据珍菊降压片的组成成分来看，也是不会的。此外，因为它含有利尿剂，所以大量使用，可能会引起电解质紊乱。

吲达帕胺会引起糖尿病吗？

吲达帕胺（indapamide）是法国施维雅药厂研制的，它在中国市场上销售的产品，商品名是"钠催离"。寿比山是我国力生药厂的仿制产品，在20世纪70年代已经在临床应用，不是什么新药。由于氢氯噻嗪（hydrochlorothiazide）等噻嗪类利尿降压药会使血脂和血糖升高，所以在某些国际学术会议上，曾推荐吲达帕胺应用于高血压合并糖尿病的患者。但是在10年前，某报发表了一篇专刊，介绍了一位研究生的研究结果，认为吲达帕胺会引起糖尿病。他的研究资料，人数少，随访时间短，设计的方案科学性不够。但是这篇专刊发表后引起轩然大波，因为吲达帕胺应用于高血压病的治疗很广泛。事实上，吲达帕胺不会引起糖尿病，那时国际上，由20个国家共同合作对高血压合并糖尿病的患者进行长期治疗研究，用的降压药就是吲达帕胺和培朵普利。现在这个临床试验已经公布，发表了论文，效果很好，微血管和大血管事件的发生率下降9%，心血管病死亡率降低14%。现在吲达帕胺这个降压药，应用很多，国内已经有许多药厂的仿制品了，不管它的商品名是什么，只要它的通用名是吲达帕胺，都是这个药。

血脂升高或异常都是降压药引起的吗？

血脂升高或异常的因素很多。血脂主要包括总胆固醇、总甘油三酯、高密度脂蛋白胆固醇和低密度脂蛋白胆固醇等。血脂异常是指总胆固醇升高、总甘油三酯升高、高密度脂蛋白胆固醇降低或低密度脂蛋白胆固醇升高。引起血脂异常的因素主要的有：①体重超重或肥胖的人往往升高。②饮酒，喜吃甜食，尤其是甜的零食（如糕饼、饮料和糖果等）。③摄入动物性食品、含脂肪和胆固醇高的食品比较多。④缺少运动等。当然，某些降压药如噻嗪类利尿降压药，大剂量使用，也会引起血脂异常。但是不能把血脂异常，都认为是由降压药引起的。许多降压药是不会引起血脂异常的。例如钙离子拮抗剂、血管紧张素转换酶抑制剂和血管紧张素Ⅱ受体拮抗剂等降压药，是不会引起血脂异常的。高血压患者非常容易合并血脂异常，有人把血脂异常和高血压称为"姐妹病"。所以高血压患者如果有血脂异常，必须根据患者的具体情况，进行分析，不能武断地认为就是服用降压药的关系。

血尿酸升高都是降压药引起的吗？

引起血尿酸升高的因素也很多，主要是摄入会升高血尿酸的食物太多，例如酒精、精肉、海鲜、豆类食品等，尤其是这些食品的汤。大部分的降压药不会引起血尿酸升高，例如β-受体阻滞剂、钙离子拮抗剂、血管紧张素转换酶抑制剂和血管紧张素Ⅱ受体拮抗剂等都不会引起血尿酸升高。相反，一些血管紧张素Ⅱ受体拮抗剂能够使血尿酸降低。降压药中似乎只有利尿降压药，包括吲达帕胺会引起血尿酸升高。

两种或两种以上降压药联合应用要注意哪些原则？

近年来国内外的专家、学者都认为许多高血压患者，只服用一种降压药，往往不能把血压降到正常水平，需要两种或两种以上的降压药联合应用，才能使血压降低到正常水平。根据国外研究，一种降压药治疗可降压4%~8%〔（7~13）/（4~8）mmHg〕，两种降压药合用，可降压8%~15%〔（12~22）/（7~14）mmHg〕。血压轻度升高的患者，一种降压药治疗，血压即能达标。血压中度升高的患者，需要两种降压药合用。血压高度升高的患者，需要3种甚至3种以上的降压药联合应用，才能把血压降低到正常。

降压药联合应用必须合理，合理配伍可提高降压疗效，减少剂量，从而减少不良反应，有的还能相互纠正不良反应，但是不合理的配伍会削弱降压作用，加重不良反应，甚至产生严重后果，影响健康。

合用原则：不同类降压药可以合用，同类或作用相仿的降压药不宜合用。例如一种利尿降压药不能与另外一种利尿降压药合用。氢氯噻嗪与吲达帕胺都是利尿降压药，所以两者不能合用。β-受体阻滞剂与钙离子拮抗剂中的维拉帕米（verapamil）虽然不是同一类降压药，但是它们的作用相仿，都使心率减慢，所以也不能合用。

合理的有效配伍：利尿降压药+β-受体阻滞剂；利尿降压药+血管紧张素转换酶抑制剂（或血管紧张素Ⅱ受体拮抗剂）；钙离子拮抗剂+血管紧张

素转换酶抑制剂（或血管紧张素Ⅱ受体拮抗剂）；钙离子拮抗剂（二氢吡啶类，即"地平"类）+β–受体阻滞剂；利尿降压药+钙离子拮抗剂（二氢吡啶类）+β–受体阻滞剂；利尿降压药+钙离子拮抗剂+血管紧张素转换酶抑制剂（或血管紧张素Ⅱ受体拮抗剂）。

患者，甚至有些医生往往把两种同类的降压药联合应用。这是什么原因呢？是不是他（她）们不知道这些联合应用的原则呢？不是的。原因是他（她）们只知道商品名，而不知道通用名。一个药只有一个通用名，但是有许多商品名。例如"络活喜"，是美国辉瑞公司发明的降压药的商品名，它的通用名是"氨氯地平"（amlodipine）。这个降压药应用很普遍，现在已经有许多药厂仿制此药，商品名有"安内真""蓝迪""压氏达"等，实际上都是"氨氯地平"。所以通用名很重要。如果不知道通用名，只知道商品名，就会把两种同样的降压药联合应用。

利尿降压药和 β - 受体阻滞剂联合应用，如何操作？

利尿降压药现在应用最多的是氢氯噻嗪（hydrochlorothiazide）和吲达帕胺（indapamide）。氢氯噻嗪的剂量，每天不要超过25mg，分两次服用。在饭后服，不要空腹服用。空腹服用可能对胃有些刺激作用，引起上腹部不适。吲达帕胺的剂量为1.25~1.5mg。因为它是长效药，可以每天一次，在早餐后服用。也不能空腹服，空腹服用也会产生胃部的刺激，而有上腹部不适。因为它的化学结构与磺胺类药物有相似之处，所以对磺胺药过敏者不能用。应用这两种药时，必须定期测定血钾和血尿酸，因为这两种药会引起血钾降低和血尿酸升高。应用氢氯噻嗪的患者还要定期测定血脂和血糖，因为氢氯噻嗪会引起血脂和血糖升高。所以伴有血脂升高或血糖升高的高血压患者，不要应用氢氯噻嗪，可以用吲达帕胺。吲达帕胺的不良反应比氢氯噻嗪要少些，不大会引起血脂和血糖的升高。

β–受体阻滞剂的品种很多。药名后面都有"洛尔"的字样。现在常用的是阿替洛尔（atenolol）、美托洛尔（metoprolol）和比索洛尔（bisoprolol）

等，疗效和不良反应基本上都差不多。今后会有更多的品种。阿替洛尔每天从12.5~25mg开始，每天早餐后服用，每天一次。美托洛尔从12.5~25mg开始，每天两次，在饭后服用。比索洛尔从1.25~2.5mg开始，每天早餐后服用，每天一次。有心率慢、心脏传导阻滞、支气管哮喘等情况者不能用。它除了能够降低血压外，还能治疗心动过速、房性期前收缩等，所以高血压患者如果心率比较快，同时有房性期前收缩者，比较适宜。但是它会引起心率变慢，所以每次服药前一定要测定自己的心率。如果心率低于每分钟60次，就要减少剂量或停服一次，同时必须去看医生。

这两种降压药合用，可以使降压效果加强，是很好的配伍方案。

[病例示范]

女性，62岁，已退休。退休前是职员。高血压6年，血压经常在（160~170）/（100~108）mmHg水平。偶尔有头昏、头胀。体重指数25kg/m^2。不吸烟，不饮酒。血脂、肝肾功能、空腹血糖和血钾都正常。心电图正常，肾脏和肾上腺B超检查无异常发现。没有支气管哮喘病史。家属中没有脑卒中或心肌梗死患者。心率每分钟88次。对磺胺药不过敏。当时在服用一种降压药，血压是160/100mmHg。没有继发性高血压征象。诊断为原发性高血压。

分析：患者虽然属于老年，但是女性年龄小于65岁，不是危险因素。血压分级为2级高血压，无危险因素，危险程度分级为中危。心率较快。根据在服用一种降压药的情况下，血压仍旧在160/100mmHg左右，估计用一种降压药是不能把血压降到正常的，所以必须两种降压药联合应用。

处理：继续保持健康的生活方式，使体重指数在正常范围。

降压药选择：选用β-受体阻滞剂比索洛尔（bisoprolol）和利尿降压药吲达帕胺（indapamide）联合应用。比索洛尔2.5mg（半片），每天一次，吲达帕胺1.5mg，每天1次，早餐后服用。比索洛尔除了降血压之外，还能够降低心率。两周后复诊时，血压就达标了，在140/90mmHg以下。以后继续用药，血压降到130/80mmHg左右。心率降到正常范围（70次/分左右）。为了防止服用吲达帕胺产生血钾降低，同时给氯化钾缓释片0.5g（1片）。至今已经有5~6年，血压保持在（120~130）/（70~86）mmHg水平。无不良反应，复查血钾和心电图都正常，自觉也很好。

利尿降压药和血管紧张素转换酶抑制剂联合应用，如何操作？

血管紧张素转换酶抑制剂的品种很多，我国医保可以报销的，差不多已经有10种左右，降压效果相仿。最早的品种是卡托普利（captopril），它的剂量从12.5~25mg，每日两次开始。后来的品种大多数是长效的，可以每天一次服用。开始都是从小剂量开始。依那普利（enalapril）从5~10mg开始。贝那普利（benazepril）从5~10mg开始。赖诺普利（lisinopril）从5~10mg开始。培哚普利（perindopril）从2mg开始。福辛普利（fosinopril）从5~10mg开始。西拉普利（cilazapril）从1.25~2.5mg开始。今后还会有新的品种上市，不可能都一一列举（参见附录）。只要把它的药品说明书看一下，在服法和剂量项，看一下剂量，从最小的剂量开始。由于血管紧张素转换酶抑制剂单独应用，降压效果不是很好，尤其是我国的高血压患者。这类药加上利尿降压药，一起服用，降压效果大大提高。同时因为它能升高血钾，可以对抗利尿降压药降低血钾的不良反应。所以国外的药厂就把它和利尿降压药放在一起，制成复合片剂，以方便患者服用，同时价格也可以降低。例如复方卡托普利，就是卡托普利+氢氯噻嗪，复方依那普利就是依那普利+氢氯噻嗪，复方赖诺普利就是赖诺普利+氢氯噻嗪，复方培哚普利则是培哚普利+吲达帕胺等，所以这种合用也是合理的好配伍。国内药厂仿制的也不少，例如复方卡托普利是国内最早仿制的一个，它的商品名是"开富特"。今后也会有很多的仿制品出来。如果遇到新的品种，一定要看药品的说明书，里面都写得很清楚，含有什么成分，多少量。理论上每个"普利"类的降压药，都可以加氢氯噻嗪，制成复合片剂。（详细可见附录）

［病例示范］

患者女性，58岁，脑力劳动者，不久前刚退休。高血压7~8年，血压经常在160/100mmHg~178/108mmHg水平。身高1.60m，体重62kg，体重指数24.2kg/m^2，父亲有高血压，无其他疾病，无药物过敏史。心电图、血尿常规、肝肾功能、空腹血糖、血脂和血钾都正常。B超检查肾和肾上腺也正常。没有继发性高血压征象。

分析：该患者的血压属于2级。没有其他危险因素，危险程度属于中危。诊断为原发性高血压。

处理：患者一直在服用贝那普利，每天1次，每次10mg。服用已经有好几个月，没有咳嗽不良反应，但是血压一直不能降到正常水平。所以就给她增加利尿降压药吲达帕胺（indapamide），每天1次，每次1.5mg，早餐后服用。2周后来复诊时，血压就正常了，自我感觉也很好。

利尿降压药和血管紧张素Ⅱ受体拮抗剂联合应用，如何操作？

这与和血管紧张素转换酶抑制剂合用时一样，现在血管紧张素Ⅱ受体拮抗剂的品种也很多。现在医保可以报销的，已经有好几个了，今后还会不断增加。降压效果不相上下。最早的一个是氯沙坦（losartan），它的剂量从25mg开始，每天一次。后来的品种有缬沙坦（valsartan），从40mg开始，每天一次。厄贝沙坦（irbesartan）从75mg开始，每天一次。坎地沙坦（candesartan）从4mg开始，每天一次。替米沙坦（telmisartan）从20mg开始，每天一次。它也与血管紧张素转换酶抑制剂一样，单独应用，降压效果不是很好。与利尿降压药合用，降压效果可以加强。同样因为它能升高血钾，也会对抗因利尿降压药引起的降低血钾的作用。把这两种降压药放在一起的复合片剂，将不断涌现。例如复方氯沙坦就是氯沙坦＋氢氯噻嗪，商品名是"海捷亚"。今后遇到新的复合片剂，只要看一下药品说明书，就能知道它的成分了。理论上每个"沙坦"类的降压药，都可以加氢氯噻嗪，制成复合片剂。（参见附录）

［病例示范］

女性，48岁，职业：脑力劳动者。高血压病史3年，血压经常在（160~174）/（100~106）mmHg水平。有头痛、头昏等不适。身高1.60m，体重60kg，体重指数23.4kg/m²（正常），母亲有高血压。无支气管哮喘和肾脏病病史，直系亲属中没有脑卒中或心肌梗死患者。心电图正常，血、尿常规，肝、肾功能，空腹血糖、血脂和血钾都正常，B超检查肾脏和肾上腺都正常。没有继发性高血压征象。心率每分钟76次。

分析：该患者属于中年，血压水平2级，没有危险因素。2级高血压，危险程度属于中危。没有继发性高血压的征象，所以诊断为原发性高血压。

降压药的选择。她已经服用过几种降压药，但是都是单独服用，血压仍旧高于正常，估计用一种降压药是不可能把血压降到正常的，所以就给她两种降压药联合应用。她服用过血管紧张素转换酶，有咳嗽的不良反应。所以就给她的治疗方案是血管紧张素Ⅱ受体拮抗剂氯沙坦（losartan）+利尿降压药吲达帕胺（indapamide）联合应用。前者50mg每天1次，早餐前服用，后者1.5mg每天1次，早餐后服用。经过2次复诊，血压就达标了。至今已经有几年了。不久前来过一次门诊，血压正常，感觉也很好。

钙离子拮抗剂和血管紧张素转换酶抑制剂联合应用，如何操作？

钙离子拮抗剂有3大类，都可以与血管紧张素转换酶抑制剂合用。属于第一大类的是维拉帕米（verapamil），从40mg开始，每天3次。属于第二大类的是地尔硫䓬（diltiazem），从30mg开始，每天3次。属于第3大类的是二氢吡啶类，是"地平"类，应用很广，降压效果很好，尤其是中国高血压患者，降压疗效更好。第一个品种是硝苯地平（nifedipine），它的作用时间短，为6~8小时，每天至少要服用3次。这种短效品种，现在已经很少应用。不少药厂把它制成缓释或控释片剂，延长作用时间，可以每天服用一次。每片的含量是硝苯地平30mg，也有20mg的。由于这类片剂不能掰开服用，要用总是一片开始。其他的"地平"也不少。尼群地平（nitrendipine）从10mg开始，每天两次。氨氯地平（amlodipine）从2.5mg开始，每天一次。拉西地平（lacidipine）从2mg开始，每天一次。非洛地平（felodipine）缓释片从5mg开始，每天一次。以后有新品种，参考药品说

明书就可以了。（参见附录）

[病例示范]

男性，60岁，职业：脑力劳动者。高血压病史12年，平时血压水平为（160~168）/（100~108）mmHg。常常有心绞痛发作。心电图显示心肌缺血征象，心率每分钟60次。已经在其他医院门诊看过几次，诊断为"缺血性心脏病"（过去称为冠心病）。原发性高血压。有吸烟史30年左右。偶尔饮酒，主要是陪朋友一起饮，平时不饮酒。体重指数26kg/m²，属于超重。没有支气管哮喘和肾脏病病史。血脂、空腹血糖、肝肾功能、血尿酸、血钾和血尿常规检查都正常。肾脏和肾上腺的超声检查也正常。直系亲属中没有脑卒中或心肌梗死患者。

分析：患者男性，年龄超过55岁，是危险因素。吸烟也是危险因素。有心绞痛，心电图有缺血性征象。高血压分级属于2级。危险程度应该评定为很高危。必须立即进行降压治疗。

处理：患者必须戒烟。注意合理饮食，增加身体的体力活动和恰当的体育运动锻炼。不要饮酒，使体重下降到正常的体重指数（24kg/m²以下）。

降压药选择：考虑到他的血压比较高，估计一种降压药是很难使血压降到正常的，所以开始就给他两种降压药联合应用。选择哪两种降压药，是根据他同时有冠心病、心绞痛和心率60次/分这几点来考虑。同时能够治疗心绞痛和高血压的降压药有β-受体阻滞剂和钙离子拮抗剂。β-受体阻滞剂要使心率降低，他心率只有60次/分，所以不能用。钙离子拮抗剂中的"地平"类，能够使心率加快，对他是合适的，就选氨氯地平。血管紧张素转换酶抑制剂中的贝那普利，对心率没有影响。这两种降压药联合应用，能够增强降压效果。国外的药厂已经把这两种药，放在一起，制成复合片剂，所以这两种降压药联合应用，是很合适的。前者用5mg，每天1次，后者10mg，每天1次，复诊时血压明显下降。经过几次的随访和调整剂量后，血压最后降到140/90mmHg以下。心率为每分钟70次左右，心绞痛也没有发作，心电图好转。冬天时的降压药剂量是氨氯地平（amlodipine）5mg，每天1次，贝那普利（benazepril）10mg，每天2次。

钙离子拮抗剂和血管紧张素Ⅱ受体拮抗剂联合应用，如何操作？

钙离子拮抗剂和血管紧张素Ⅱ受体拮抗剂联合应用，与上述与血管紧张素转换酶抑制剂合用一样，不再重复。

［病例示范］

男性，52岁，职业：体力劳动者。高血压病史8年，平时血压在160/100mmHg左右。心电图显示心肌缺血征象。来门诊时测量血压为160/100mmHg。当时在服用珍菊降压片，每天3次，每次1片。心率每分钟72次。没有支气管哮喘和肾脏病病史。不吸烟，不饮酒。体重指数正常。家属中没有心脑血管疾病患者。高血压常规检查如血脂、空腹血糖、肝、肾功能、血尿酸、血钾和血、尿常规等都正常。肾脏和肾上腺B超检查也都正常。诊断为原发性高血压。

分析：高血压分级属于2级。危险程度是中危。

降压药选择：现在正在服用珍菊降压片，但是血压依旧高于正常水平，所以应用一种降压药是不能把血压降到正常的，必须服用两种降压药，才有可能把血压降至正常。应该放弃珍菊降压片，重新选择降压药。降压药的选择，必须是既能降血压，又能治疗心肌缺血。钙离子拮抗剂是降压药中能够治疗心肌缺血的，血管紧张素转换酶对心脏也有好处，就选择这两类降压药联合应用。氨氯地平（amlodipine）5mg，每天1次。贝那普利（benazepril）10mg，每天1次。应用后血压降低到正常范围，但是有咳嗽，所以不能用血管紧张素转化酶抑制剂，改用血管紧张素Ⅱ受体拮抗剂缬沙坦（valsartan）每天80mg。血压依旧正常，但是没有咳嗽了。以后血压一直保持在140/90mmHg以下，心电图复查也有好转。患者自己感觉也不错。

二氢吡啶类钙离子拮抗剂和β-受体阻滞剂联合应用，如何操作？

二氢吡啶类钙离子拮抗剂和β-受体阻滞剂联合应用，这是一种非常好的配伍。中国的高血压患者，应用二氢吡啶类钙离子拮抗剂降压效果比较好，应用比较广泛。这两种降压药的品种和剂量，前面已经详细叙述，不再重复。二氢吡啶类钙离子拮抗剂单独应用，有时会使心率变快，而β-受体阻滞剂会使心率变慢，两者合用，可以使心率不发生明显变化。其他的不良反应，有时也能相互抵消。

[病例示范]

女性，46岁，职业：脑力劳动者。高血压病史3年，血压经常在（160~170）/（100~106）mmHg水平。有头痛、头昏等不适。身高1.63m，体重65kg，体重指数24.5kg/m²（正常是<24kg/m²），属于超重。母亲有高血压。无支气管哮喘和肾脏病病史，直系亲属中没有脑卒中或心肌梗死患者。心电图正常，血、尿常规，肝、肾功能，空腹血糖、血脂和血钾都正常，B超检查肾脏和肾上腺都正常。没有继发性高血压征象。心率每分钟72次。

分析：该患者属于中年，血压水平2级，超重没有列入危险因素。要肥胖才算危险因素。2级高血压，没有危险因素，危险程度属于中危。没有继发性高血压的征象，所以诊断为原发性高血压。

处理：必须控制体重，使体重指数降到24kg/m²以下。她体重增加的原因是，工作时都是坐在办公室，处于静态，缺少身体的体力活动。同时她吃得太多，没有体育运动锻炼。针对这种情况，必须在业余时间，增加身体的体力活动时间，不要回家就坐在沙发上，看报、看电视。同时要每天进行恰当的体育运动锻炼。饮食方面要少吃一些，可以减少1/4左右。她的超重程度很小，这样做估计会取得很好的效果。

降压药的选择，由于她来门诊时，已经服用1~2种降压药，血压仍旧高于正常，估计用一种降压药是不可能把血压降到正常的，所以就给她两种降压药联合应用。选择β-受体阻滞剂和钙离子拮抗剂（二氢吡啶类）合用。β-受体阻滞剂选用美托洛尔（metoprolol），钙离子拮抗剂选用氨氯地平（amlodipine）。美托洛尔不是长效降压药，必须每天服用2次，早晚各一次。氨氯地平是长效降压药，降压作用持续24小时以上，只要每天早餐后服用一次就可以了。为什么这样选择呢？因为她必须应用两种降压药，所以最好是这两种降压药能够彼此相互纠正或抵消不良反应。现在这两种降压药就有这种优点,美托洛尔会使心率减慢,氨氯地平会使心率加快,两药合用,不但降压作用加强,而且心率不会增快或减慢,这是一种很好的配伍。经过几次复诊,血压就达标了。至今已经有12~13年了,血压一直很好,在(120~130)/(78~86)mmHg左右。剂量是美托洛尔(metoprolol)25mg,每天两次。氨氯地平(amlodipine)5mg,每天一次。

问题:美托洛尔是β-受体阻滞剂,比索洛尔也是β-受体阻滞剂,为什么用美托洛尔而不用比索洛尔呢?

回答:用比索洛尔也可以。后来她认为服用美托洛尔,必须每天服用2次,不大方便。所以后来改为比索洛尔(bisoprolol),每天1次,每次半片(2.5mg)。血压一直正常。

3种降压药联合应用,如何操作?

3种降压药联合应用,往往都有利尿降压药,就是在两种降压药联合应用(没有利尿降压药)的方案中,加上利尿降压药。品种及剂量上面都已经叙述,不再重复。如果患者不能应用利尿降压药,而两种降压药联合应用仍旧不能把血压降到正常水平,这类患者的病情往往比较复杂,必须去医院,请医生来选择降压药的联合方案了。

[病例示范1]

男性,76岁,已退休,退休前是工程师。高血压10年以上,平时血压在不服药的情况时,经常在180/110mmHg以上。曾经在数家医院门诊看过,服用过不少降压药,几乎包括当时医院中所有的降压药。但是血压依旧在高水平。至少在160/100mmHg以上。不吸烟,不饮酒。家属中没有脑卒中或心肌梗死患者。体重指数正常。无支气管哮喘和肾脏病病史。血、尿常规,血脂、空腹血糖、肝肾功能和血钾都正常。肾脏和肾上腺B超检查也正常。心电图正常,心率每分钟76次。没有继发性高血压征象。

分析:老年高血压患者,诊断为原发性高血压。高血压分级属于3级。

有一个危险因素（男性年龄超过55岁），危险程度是很高危。必须立即进行降压治疗。

降压药选择：根据患者曾经服用过许多降压药，也服用过两种降压药的联合应用，仍旧不能把血压降到正常范围，所以开始用药，至少是两种以上的降压药联合应用。于是就给患者3种降压药联合应用，并且特意说明，这3种降压药的价格，虽然可能还没有他过去服用过的降压药贵，但是请他不要小看它，降压效果是好的。为什么要对他说这些话呢？因为有些患者，来医院看病，尤其是来看高血压专家门诊，认为医院的高血压研究所是专门研究、治疗高血压的专门机构，一定会有治疗高血压的"特效药"，是其他医院没有的。其实这是一种误解。如果不给他说明，他在拿到这些药以后，可能不屑一顾，丢在一边，或者服了几次，就不再服用了。医生一定要叮嘱患者每天不要忘记服药，两周后再来门诊，血压一定会下降的，而且会比他过去的血压水平低，但是他必须要坚持服药。为了使患者能够不忘记服药，给他的降压药都是长效的，每天只需要在早餐后服用一次。①β-受体阻滞剂比索洛尔（bisoprolol）2.5mg，每天一次。②钙离子拮抗剂氨氯地平（amlodipine）5mg，每天一次。③利尿降压药吲达帕胺（indapamide）1.5mg，每天一次。这3种降压药联合应用。因为服用吲达帕胺可能会引起血钾降低，所以同时给他服用氯化钾缓释片0.5g，每天一次。两周后患者来复诊时，血压虽然还没有达标，但是已经明显下降，他也有了信心。经过2~3次的复诊，血压达标，维持在（130~140）/（80~90）mmHg的水平。至今已经有好几年了，患者每隔几个月来门诊一次，血压控制得很好。

［病例示范2］

男性，48岁，职业：商业工作人员。高血压病史10年左右，最高血压曾经达到过300/160mmHg。平时血压在200/120mmHg以上。第一次来门诊时，血压为240/140mmHg。曾经在全市几家大医院住过医院，诊断为原发性高血压。虽然服用过不少降压药，血压始终在高水平。患者已经对降压治疗失去信心。无支气管哮喘和肾脏病病史。长期吸烟。患者一般情况很好，没有明显的不适症状。尚在工作，经常出差，生活不能很规律。体重超重，没有达到肥胖标准。家属中没有脑卒中或心肌梗死。心电图有左心室肥厚。心率较快，每分钟80~90次。肝、肾功能正常，血脂、空腹血糖和血钾都正常。超声波检查肾脏和肾上腺正常。

分析：患者男性，高血压分级为3级。有靶器官损害（心电图左心室肥厚），有一个危险因素（吸烟）。危险程度应该评为很高危，必须立即进行降压治疗，应该迅速把血压降下来。第一步先把收缩压降到180mmHg以下，以后再逐渐降至140/90mmHg以下。

处理：必须戒烟。建立健康的生活方式，使体重指数达到正常范围。

降压药选择：首先给他的降压药是3种降压药联合应用。①β-受体阻滞剂比索洛尔（bisoprolol）2.5mg，每日1次。②钙离子拮抗剂尼群地平（nitrendipine）10mg，每日3次。③利尿降压药吲达帕胺（indapamide）2.5mg，每日1次。两周后来复诊时，收缩压已经降到180mmHg以下。他非常满意，也重新对降压治疗树立了信心。以后每两周来1次门诊，调整降压药剂量。最后的最大剂量，比索洛尔是5mg每日1次，尼群地平是20mg，每日3次，吲达帕胺是2.5mg，每日1次。经过3~4次门诊后，血压终于达标。后来就每月来门诊1次。有时因为出差而无法来门诊，就由他的妻子来门诊，代为叙述病情。已经有好几年了，病情也比较稳定。治疗开始后1年左右时，复查心电图，左心室肥厚也有好转。但是他没有完全戒烟，只是减少了吸烟量。他说，做生意不吸烟不行。现在血压下降了，他有些自满，认为现在血压已经降得不错了，现在的收缩压与过去的舒张压相同了，已经很好了。由于经常出差，生活没有办法很规律，有时会忘记服药，所以血压有时就会产生波动。

合并血脂异常者怎样选择降压药？

高血压患者伴有高脂血症者的发生率高于正常血压者，因此选用降压药时应避免使用有对脂质代谢起不良影响的降压药。α_1-受体阻滞剂使胆固醇合成受抑制，故对脂质代谢起有利影响，是高血压合并高脂血症时较理想的降压药，但降压效果不大好，现在已经很少应用，其降低血脂的作用也不是很好。血管紧张素转换酶抑制剂和钙离子拮抗剂对脂质代谢无不良影响，也可选用。α-甲基多巴（α-methyldopa）和利血平（reserpine）可升高血总胆固醇，降低高密度脂蛋白胆固醇，不宜应用。可乐定（clonidine）和拉贝洛尔（labetalol）影响不明显，必须应用利尿剂时宜用吲达帕胺（indapamide），因为它不会影响血脂水平。有报道说它可降低血总胆固醇和升高血高密度脂蛋白胆固醇。也有文献报道，噻嗪类利尿剂的升高血脂作用，在与血管紧张素转换酶抑制剂合用时可以减轻。

［病例示范］

男性，58岁，职业：脑力劳动者。高血压病史一年，不吸烟，不饮酒。体重指数升高（26kg/m^2）。没有支气管哮喘和肾脏病病史。肝肾功能、血尿酸、血钾和血尿常规以及心电图都正常。肾脏和肾上腺B超检查正常。血脂异常，血总胆固醇和低密度脂蛋白胆固醇都升高。门诊时测量血压为160/100mmHg~170/108mmHg，心率每分钟72次。诊断为原发性高血压。

分析：高血压分级是2级。危险程度应该评定为中危，必须应用降压药治疗，降低血压。此外，必须饮食合理，适宜的运动，使体重指数降低至正常24kg/m^{2}以下。

降压药选择：高血压合并血脂异常，降压药的选择，除了噻嗪类利尿剂不能应用外，其他降压药基本上都能应用。就给他钙离子拮抗剂氨氯地平（amlodipine）5mg，每天1次，血管紧张素Ⅱ受体拮抗剂缬沙坦（valsartan）80mg，每天1次。以后几次复诊，血压正常。另外他通过建立健康的生活方式，合理饮食和适宜的运动锻炼，血脂和体重指数也有改善。

合并糖尿病者怎样选择降压药？

高血压患者合并糖尿病者不少，所以选择降压药时，要注意它对糖尿病的影响。β-受体阻滞剂抑制肌肉的增血糖素，使血糖下降，同时也抑制胰腺分泌胰岛素，使血糖升高，但实际应用中对血糖影响较小。应用胰岛素的患者用非心脏选择性的β–受体阻滞剂，可使低血糖的症状被掩盖而不能及时发现，必须提高警惕。有内在交感活性（ISA）的β–受体阻滞剂对血糖及血脂的影响较无内在交感活性（ISA）的β–受体阻滞剂为轻。α_1–受体阻滞剂对血糖的影响不明显，能改善胰岛素抵抗。钙离子拮抗剂可使胰腺B细胞内钙离子浓度降低，使胰岛素分泌受抑制，但实际应用中，引起血糖升高不多见。氨氯地平还有不少报道能改善胰岛素抵抗。血管紧张素转换酶抑制剂和血管紧张素Ⅱ受体拮抗剂，对糖代谢起有利影响，能改善胰岛素抵抗。降低肾小球内压，改善肾小球超滤过，从而防止肾小球硬化的进展，减少蛋白尿，对糖尿病性肾病的进展起抑制保护作用，成为糖尿病高血压时的首选降压药。但它又会使肾功能恶化，尤其是血肌酐在2~3mg/dl以上时更需注意。噻嗪类利尿降压药对糖代谢、胰岛素抵抗均起有害影响，应避免应用。必须应用利尿降压药时，宜用吲达帕胺（indapamide），它对糖代谢的影响极小。糖尿病与高血压常合并存在，同时控制高血糖和高血压，有利于预防或延缓冠心病、脑卒中和糖尿病肾病的发生和发展。国内外的高血压防治指南中要求把血压降至130/80mmHg以下。由于糖尿病者多伴有血脂异常、肾功能不全、胰岛素抵抗、立位性低血压、性功能障碍，所以选择降压药时要对具体患者，区别对待，不能因为应用降压药而恶化这些病症。

　　[病例示范]

　　女性，62岁，已经退休，退休前是工人。高血压病史8年，平时血压水平在（160~170）/（100~108）mmHg左右。有糖尿病病史2年，在服用降糖药。没有支气管哮喘和肾脏病病史。体重指数为25kg/m²，属于超重。过去使用过的降压药有珍菊降压药片、硝苯地平（nifedipine）、非洛地平（felodipine）、氨氯地平（amlodipine）和"普利"类以及"沙坦"类等，但是血压仍旧没有达标。直系亲属中没有脑卒中或心肌梗死患者。血、尿常规检查，血脂、血尿酸、肝、肾功能和血钾都正常。肾脏和肾上腺的B超检查也没有异常情况。心电图正常，心率每分钟72次。

　　分析：患者没有继发性高血压征象，诊断为原发性高血压，合并糖尿病。患者女性，年龄小于65岁，不算危险因素。体重指数25kg/m²，属于轻度超重，也不算危险因素。血压水平属于2级高血压，伴有糖尿病，危险程度分级要属于很高危，必须立即应用降压药治疗。了解她过去高血压的治疗情况，得知她虽然服用过很多种降压药，但是服用时间都不长，治疗不大正规。有时根据亲戚、朋友的建议或道听途说，自己调整用药方案，所以并不是这些降压药没有效果，而是配伍不合理，降压药调换太快。给她重新调整降压药使用方案，并且告诉她必须按照医嘱用药，有不良反应，可以提前来复诊。告诉她自己随便调整降压药，不根据医生的医嘱用药，是她过去治疗失败的一个重要原因，目的是取得她的配合，因为患者和医生的相互信任和合作是高血压治疗的关键。经过解释后，她想通了，取得她的配合。

降压药选择：首先给血管紧张素转换酶抑制剂贝那普利（benazepril）5mg，每日2次，氨氯地平（amlodipine）2.5mg，每日2次。为什么要采取这两种降压药呢？因为她同时有糖尿病，高血压合并糖尿病时，应该首选血管紧张素转换酶抑制剂。它能提高胰岛素的敏感性，保护肾脏，延缓肾功能的恶化，减少糖尿病肾病引起的尿蛋白。氨氯地平对糖尿病没有坏的影响，甚至有的文献报道，氨氯地平能够提高胰岛素的敏感性，所以对糖尿病也是有利的。这两种降压药，在国外已经做成复合片剂，以方便患者服用，说明这两种降压药的配伍是很好的。两药联合应用后，没有不良反应，患者觉得比较舒服，所以就坚持服药，没有中途停药或自己调换降压药的情况。2周后来复诊时，血压明显下降到从来没有的水平，但是仍旧没有达到正常水平。服用贝那普利后没有咳嗽，就加大贝那普利的剂量为10mg，每日2次。氨氯地平的剂量不变。再次复诊时，血压已经达到140/90mmHg以下，她很满意。接着她提出一个问题，说书刊上都说，糖尿病患者的高血压必须把血压控制在130/80mmHg以下，所以她希望她的血压能够降到这个标准。国内外的书刊都是这么说的，没有错。但是她的高血压已经有比较长的时间，而且没有很好控制，血压长期在比较高的水平。她的年龄也不小了，如果现在就把她的血压降到130/80mmHg以下，她可能会觉得反而不舒服。如果要达到这个目标，还需要加一种降压药，可能会引起一些不良反应。而且这个规定是一个原则，是通过对一组高血压合并糖尿病患者群体的研究决定的。这个群体中，并不是每个人的血压都在130/80mmHg以下，这是一个平均值。有的患者的血压在130/80mmHg以下，有的患者的血压在130/80mmHg以上。等她在这个血压水平维持一段时间后，可以再根据她的具体情况，再进一步把血压往下降。她了解这些以后也理解了。从这个患者的治疗中，也得到了知识，就是医生看病，不仅仅是开处方给药，对患者的恰当解释，取得患者的理解、信任和合作是非常重要的。

合并肝脏疾病者怎样选择降压药？

我国肝脏病患者不少，高血压患者合并肝脏疾病者当然也不会很少，但缺乏统计数字。α-甲基多巴（α-methyldopa）有肝功能损害的不良反应，故应禁用。不少降压药在肝脏代谢，必须注意降压药的应用剂量，避免药物中毒以及肝功能的恶化。噻嗪类利尿降压药90%从肾排出，可用常规剂量。呋塞米（furosemide）以肾脏排泄为主，也可应用常规剂量。肝硬化时不少降压药的血药浓度上升，不良反应增加，宜减少剂量。β-受体阻滞剂宜选择用肾排泄的品种。其他从肝脏代谢排泄的降压药应避免应用，如果必须应用，则应减量，并密切观察肝功能变化。血管紧张素转换酶抑制剂如卡托普利（captopril），约40%以原型从肾脏排出，故可用常规剂量。其他如依那普利（enalapril）等，属前体药，需在肝脏转化为活性物后才产生降压作用，最好尽可能不用。赖诺普利（lisinopril）不属前体药，不在肝脏转化，吸收后即产生降压作用，在肝脏疾病时应用，较其他属于前体药的血管紧张素转换酶抑制剂为佳。要应用这些前体药时，必须注意降压作用出现较晚，持续时间较长，剂量要减少，增加剂量要慎重。一般说，降压药对肝脏没有明显的损害，所以对肝脏正常的高血压患者来说，降压药基本上都可以使用。由于我国乙型肝炎感染者比较多，而且往往没有症状，所以在应用降压药之前，应该检查肝功能。如果肝功能正常，就可以放心使用降压药。如果肝功能不正常，除了要检查产生肝功能不正常的原因外，应用降压药就要注意选择对肝脏没有影响的降压药。

［病例示范］

患者男性，48岁。高血压史6年，血压在170/100mmHg左右。过去有过乙型肝炎病史。每1~2年体格检查时，肝功能有时会有异常，主要是肝酶轻度升高。其他项目例如血脂、血糖、肾功能和心电图都正常。肾上腺和肾脏的B超检查也正常。体重指数25kg/m²（正常是<24kg/m²）。属于原发性高血压。

分析：该患者的特点是2级高血压。危险程度属于中危，必须进行降压治疗，选择降压药应该是对肝脏功能没有影响的品种，就选择血管紧张素转换酶抑制剂赖诺普利（lisinopril）和利尿降压药氢氯噻嗪（hydrochlorothiazide）联合应用。前者的剂量是10mg，每日1~2次，后者的剂量是12.5mg，每天2次，餐后服用。经过2~3周，血压降到正常。后来检查肝功能也没有发生变化。

合并血尿酸升高者怎样选择降压药？

现在高血压防治指南把测定血液中的尿酸，作为常规检查项目。有血尿酸升高者，选择降压药必须考虑对血尿酸的影响。血管紧张素转换酶抑制剂或血管紧张素Ⅱ受体拮抗剂可使血尿酸水平下降，尿酸排泄增加。钙离子拮抗剂也可使血尿酸下降，这三类降压药可以列为首选降压药。β-受体阻滞剂对尿酸代谢影响不明显，也可应用。噻嗪类利尿降压药使肾脏尿酸重吸收增加，排泄及分泌减少，从而使血尿酸升高，故不宜应用。吲达帕胺也可使血尿酸升高，最好也不要应用。

［病例示范］

患者男性，40岁。高血压病史2年，肥胖（体重92kg，身高1.68m。体重指数32.6kg/m²），血压经常在180/110mmHg~200/120mmHg。饮酒、吸烟，经常不在家吃饭。在酒店参加宴庆、会餐，都是高脂肪、高胆固醇、高热量的饮食，很少清淡的蔬菜。平时很少运动，出门都是以车代步。血尿酸明显升高，血脂也明显高于正常水平。心电图尚在正常范围，心率84次/分。

分析：该患者属于3级高血压，危险评级为很高危，必须立即治疗。

处理：患者自己必须戒烟、戒酒，合理饮食，经常运动锻炼，多步行、少乘车，建立健康的生活方式。

降压药选择：血管紧张素Ⅱ受体拮抗剂缬沙坦（valsartan）80mg，每天1~2次，钙离子拮抗剂氨氯地平（amlodipine）5mg，每天1~2次，比索洛尔2.5mg~5mg，每天1次。3药联合应用。经过几次复诊，血压终于降低到正常范围。由于他自己的努力，改变不良的生活方式，其他指标也有好转。

合并肾功能异常者怎样选择降压药？

原来有肾脏疾病，或高血压时间比较长，没有很好治疗，血压长期升高，都会产生肾功能损害。已经有肾功能减退时，过去认为，有轻度肾功能减退时（肾小球滤过率为30~40ml/分），可用利尿降压药。限制食盐摄入（5~7g/天），轻度限制蛋白摄入（每日50~60g），控制高血压对防止肾脏损害的持续进展起很重要的作用。降压至150/90mmHg左右，不要过度降压。中度损害至肾功能衰竭时（肾小球滤过率<30ml/分）多有体液潴留，需限制食盐摄入和应用利尿剂。利尿剂宜用呋塞米（furosemide）。最近的高血压防治指南中提出，尿微量白蛋白的测定可检出早期的肾脏损害，伴有肾脏损害或有蛋白尿者（24小时尿蛋白>1g），控制血压应严格，建议血压降至125/75mmHg以下，但也应密切观察血压下降时的肾功能变化，应避免血压的过急的下降。在同等降低血压的前提下，各种不同降压药对延缓肾脏损害的进展，可能不相同。有一些研究显示，血管紧张素转换酶抑制剂和血管紧张素Ⅱ受体拮抗剂对减少蛋白尿和延缓肾脏病变的进展有利，但如果肾功能已减退（血肌酐>3mg/dl）时，应用血管紧张素转换酶抑制剂和血管紧张素Ⅱ受体拮抗剂必须慎重，密切监测肾功能，尤其是在与利尿剂合用时更应注意。β-受体阻滞剂宜用肝脏代谢的品种。哌唑嗪（prazosin）等α-受体阻滞剂和可乐定（clonidine）等不影响肾功能，也可选用。钙离子拮抗剂不损害肾脏功能，且都在肝脏代谢，是很适宜的。透析患者在纠正体液容量后仍有高血压，必须用降压药。首选为钙离子拮抗剂、血管紧张素转换酶抑制剂、血管紧张素Ⅱ受体拮抗剂或β-受体阻滞剂。强力降压药或交感抑制剂易引起血透时的血压急剧下降和透析后的立位性低血压，现在降压药比较多，已经不大应用了。如果必须应用时，剂量应从小量开始。利尿剂应选用呋塞米。禁用潴钾利尿剂以防止高血钾。钙离子拮抗剂蛋白结合率高，不能被透析，故可用一般的常规剂量。可乐定对肾功能没有影响，也可以应用。血管紧张素转换酶抑制剂从肾排泄，剂量宜从小剂量开始，常用剂量一般较小。因为它能被透析，故透析时及透析后需服药，以防止血压上升。它还可使贫血加重，必须注意。肾功能减退的高血压患者，尤其是重度减退的尿毒症患者，是高血压患者中，血压最顽固的患者，应用了很多的降压药，血压往往还不能降到正常水平。医生治疗还觉得有困难，所以患者自己是无法用药治疗的，必须到大医院的有关专科治疗。

［病例示范］

患者男性，35岁。职业：脑力劳动者。高血压病史3年，血压经常在180/110mmHg以上。少年时期患过急性肾炎。1年前发现尿常规检查，有尿蛋白2+。血肌酐升高（138μmol/L）。其他检查例如心电图、血脂、肝功能、血糖、肾脏B超等都无明显异常。体重指数正常。不吸烟、不酗酒。

分析：患者属于高血压合并肾功能损害（氮质血症）。至于肾脏功能受损，是由于过去的肾炎没有痊愈，发展成为慢性肾炎的关系，还是高血压没有控制好造成，因为他没有做肾穿刺活组织病理检查，所以无法明确。他属于3级高血压，已经有肾功能损害，危险程度属于很高危，应该立即进行降压治疗。

肾功能已经受损的高血压，是最难治疗的顽固性高血压。他已经在几家大医院看过，用了不少降压药，但是血压都没有达标。

降压药选择：血管紧张素Ⅱ受体拮抗剂氯沙坦（losartan）50mg，每天1次，钙离子拮抗剂尼群地平（nitrendipine）10mg，每天3次，β-受体阻滞剂比索洛尔（bisoprolol）5mg，每天1次。3药联合应用。复诊时血压虽然有下降，但是仍旧没有达标。把剂量增加，氯沙坦改为50mg，每天2次，尼群地平改为20mg，每天3次，比索洛尔改为5mg，每天2次，最后终于把血压降低至合适的水平（140/90mmHg以下）

合并肾动脉狭窄者怎样选择降压药？

有肾动脉狭窄的高血压，称为肾血管性高血压，是继发性高血压中的一种，可以应用外科手术纠正肾动脉的狭窄，使疾病得到根治。如果因为某些原因而不能手术治疗，或手术治疗后疾病没有能够根治，血压依旧比较高，这时就必须应用降压药。如果是双侧肾动脉狭窄，或者只有一个肾脏有肾动脉狭窄，那么就不能应用血管紧张素转换酶抑制剂或血管紧张素Ⅱ受体拮抗剂。为什么呢？因为这时应用这两类降压药，会使肾功能恶化。如果两个肾脏中只有一个肾脏有肾动脉狭窄，就不是禁忌证了。因为一个有肾动脉狭窄的肾脏，虽然功能减退了，但是另一个健康的肾脏，会起代偿作用的。至于其他的降压药，例如β-受体阻滞剂和钙离子拮抗剂就可以应用，而且应该是首选。它们对肾动脉狭窄引起的高血压没有不利的影响。必要时，有时需要应用利尿降压药。不过这类患者，不像原发性高血压患者，最好还是要去门诊，请医生给你治疗用药。患者自己不是医生，单凭自己的一点知识和经验，是不适合自己用药治疗的。

合并支气管哮喘者怎样选择降压药？

支气管哮喘是一种常见病，所以高血压患者合并支气管哮喘的，也常常可以见到。合并支气管哮喘的高血压患者，选择降压药时必须注意，不能因为用了降压药，而使支气管哮喘加重，更不能促使其发作。可以选用钙离子拮抗剂或α₁-受体阻滞剂，因为它们能松弛支气管平滑肌。利尿剂也可以应用。β-受体阻滞剂（即使是心脏选择性的品种，也不例外），由于它阻滞了β-受体，使支气管痉挛，会促使支气管哮喘发作，所以禁止使用。

α、β–受体阻滞剂由于它也阻滞β–受体，所以也禁止使用。血管紧张素转换酶抑制剂，由于它的最常见的不良反应是咳嗽。支气管哮喘患者如果咳嗽，往往会诱发哮喘发作，所以最好不要应用。血管紧张素Ⅱ受体拮抗剂由于它不会引起咳嗽，所以可以应用。

［病例示范］

男性，72岁，职业：脑力劳动者。高血压病史20年，伴有支气管哮喘病史20年以上，血压经常在178/118mmHg水平，应用过不少的降压药。现在的一线降压药中，除了血管紧张素Ⅱ受体拮抗剂，当时还没有上市之外，其他几种都用过，不是因为服用以后，有不良反应而停用，就是效果不好，血压一直不能降到正常水平。除了支气管哮喘经常要发作，必须应用口服药或喷雾吸入剂外，没有其他慢性疾病。没有糖尿病。血脂、空腹血糖和肝、肾功能正常，血尿酸和血钾正常。B超检查肾脏及肾上腺，没有发现异常。体重超重，体重指数26kg/m^2。不吸烟，不饮酒。家属中无脑卒中或心肌梗死患者。心率比较快，心电图正常，心率每分钟为90~100次，哮喘发作时会更快。

分析：患者已属于老年，没有继发性高血压征象，诊断为原发性高血压，合并支气管哮喘。男性年龄超过55岁，是一个危险因素。超重不算危险因素。高血压属于3级。有一个危险因素，危险程度是很高危，所以要尽快把血压降下来。

降压药选择：根据他的血压水平和过去用药情况，单独应用一种降压药，肯定是不能把血压降到正常的，所以应该开始就两种降压药联合应用。那么选择哪两种降压药呢？合并支气管哮喘的患者，应该选择钙离子拮抗剂和利尿剂。地平类的钙离子拮抗剂，降压效果很好，但是会使心率增加。没有支气管哮喘的患者，可以同时给用β–受体阻滞剂。但是有支气管哮喘的患者就不能用。他心率很快（一般有支气管哮喘的患者，心率都是比较快的），会使心率增加的降压药，如"地平"类钙离子拮抗剂不能选，β–受体阻滞剂也不能选，所以就选择钙离子拮抗剂中的地尔硫䓬（diltiazem），它使心率下降。另外一个降压药选择利尿降压药吲达帕胺（indapamide）。这两种降压药合用后，血压明显下降，但是还没有降到150/90mmHg以下。地尔硫䓬开始给的剂量是90毫克，每天一次（缓释片），后来逐渐加大剂量，从90mg每天两次，到90mg每天3次。吲达帕胺从1.25mg（半片），每天一次，增加到2.5mg每天1次。最后血压达标了，降到150/90mmHg以下。心率也慢下来了，只是在哮喘发作时，心率才比较快，哮喘发作得到控制后，心率就不快了。以后一直这样用药，血压控制得很好。至今也有好几年了。

合并脑梗死者怎样选择降压药？

我国高血压患者的主要并发症是脑卒中，一般包括脑出血和脑梗死。脑梗死在急性期或梗死发生后2~3周内，血压没有超过160/100mmHg，则不给降压药。血压超过此水平，可给降压药，使血压维持在（140~160）/（90~100）mmHg。因为脑梗死是因为脑血管狭窄或阻塞，使血流减少或中断，造成脑组织梗死，所以急性期不能把血压降得太低。血压太低了，会使梗死的范围扩大。应用的降压药，要不会产生立位性低血压的，所以一般不用胍乙啶（guanethidine）或哌唑嗪（prazosin）等降压药。可选用钙离子拮抗剂、血管紧张素转换酶抑制剂、血管紧张素Ⅱ受体拮抗剂或血管扩张剂。一般在发生脑卒中的急性期，患者总要去医院的急诊室，在急诊室由医生治疗。急性期过后，治疗遵循原发性高血压治疗的一般原则。脑梗死后依旧需要进行长期降压治疗，治疗能减少脑卒中的再发。许多个国家（包括中国）参加的大规模临床试验"脑卒中再发研究"（PROGRESS），证明降低血压能够降低脑卒中的再发率，应用的降压药是培哚普利（perindopril）和吲达帕胺（indapamide）。

脑梗死后，如果没有阿司匹林的禁忌证，可以同时服用阿司匹林。

合并脑出血者怎样选择降压药？

脑出血的病情往往比脑梗死重，发病急，常常昏迷，患者都在急诊室抢救治疗，重者往往很快就死亡。病情比较轻，患者年龄比较小的，生命被抢救回来了，但是不少患者留有后遗症。这里讲急性期过后的治疗。除了后遗症的康复治疗之外，主要是防止再次发生脑卒中。脑卒中，特别是脑出血的患者，往往血压很高，没有好好治疗，还有不良的生活习惯，例如吸烟、酗酒等。这次脑出血是抢救过来了，但是疾病的根源依旧存在。为了防止再发，必须好好的治疗高血压，使血压控制在正常的水平，同时建立良好的生活习惯。降压药的选择与原发性高血压和脑梗死后的治疗相同。已经有过脑出血的高血压患者，危险程度是属于"很高危"，不能麻痹大意。

现在不少有过脑卒中的高血压患者，不管是脑梗死还是脑出血，都在服用阿司匹林。但是有过脑出血的患者，是不能服用阿司匹林的。

合并一过性脑缺血发作者怎样选择降压药？

一过性脑缺血发作，控制高血压后常能得到好转，所以宜用降压药治疗，但是要避免立位性低血压。长期随访观察显示，控制高血压后，不但发作次数减少，且脑卒中的发生率也降低。钙离子拮抗剂应优先选用，降压药的应用与脑梗死相同，并可以同时服用阿司匹林。

合并心力衰竭者怎样选择降压药？

高血压也是发生心力衰竭的重要原因之一。急性心力衰竭发作时，一般都在急诊室抢救治疗。患者就由医生用药，一般是用注射方法。患者根本没有办法自己安排。急性期过后，以及慢性心力衰竭的患者，则需要长期服药治疗。高血压患者发生心力衰竭并发症时，降低血压很重要。高血压患者之所以会发生心力衰竭，是长期高血压没有很好治疗，心脏长期受高压力的负担，使心脏肥大，进而发生功能衰竭。所以降低血压，减轻心脏负担，比直接应用强心药更重要，也更有效。口服降压药可以选择利尿降压药、血管紧张素转换酶抑制剂或血管紧张素Ⅱ受体拮抗剂。钙离子拮抗剂中的二氢吡啶类（人们常称"地平"类）对心力衰竭患者没有益处，如果为了降压需要，必须应用时宜用长效的二氢吡啶类如氨氯地平（amlodipine），因为它已经过临床试验证明，对心力衰竭患者没有坏处。非二氢吡啶类的钙离子拮抗剂，如维拉帕米（verapamil）和地尔硫䓬（diltiazem）则不宜应用。血管紧张素转换酶抑制剂和血管紧张素 Ⅱ 受体拮抗剂对高血压合并心力衰竭者非常有利，已经经过临床试验证明。最近研究显示，在常规心力衰竭治疗方法的基础上，加用β–受体阻滞剂，从小剂量开始，缓慢增加剂量，达到治疗量，有助于降低心力衰竭患者的死亡率及再住院需要。但是这种治疗方法，必须由大医院心脏内科的医生应用，患者自己是不可以买药使用的。

合并缺血性心脏病者怎样选择降压药？

缺血性心脏病过去一般都称冠心病。高血压性心脏病与缺血性心脏病，有时很难区别，不过对治疗的方法没有影响。对高血压进行治疗，使心脏的后负荷降低，减轻心脏的负担，可预防心绞痛和心肌梗死。血压降得太低，会引起冠状动脉灌流减少和心肌缺血，使心肌梗死的发生率增加，所以要恰当。降压药可以选择钙离子拮抗剂、β–受体阻滞剂、血管紧张素转换酶抑制剂和血管紧张素 Ⅱ 受体拮抗剂。发生急性心肌梗死后，原则上对高血压也应该治疗，目的是降低缺血的左心室的工作负荷及氧耗，选择降压药要根据心功能障碍的程度、有无心力衰竭、冠状动脉病变的程度、心律失常和心传导阻滞等情况综合考虑。这时患者自己也是无能为力的。在这种情况时，患者往往是在大医院的心脏内科病房住院治疗。临床试验显示，β–受体阻滞剂、血管紧张素转换酶抑制剂或血管紧张素 Ⅱ 受体拮抗剂，对心肌梗死后的患者有利，宜优先选用。快速作用的钙离子拮抗剂如硝苯地平（nifedipine）会增加危险，不能应用。

　　［病例示范］

　　男性，60岁，职业：脑力劳动者。高血压病史12年，平时血压水平为

（160~168）/（100~108）mmHg。常常有心绞痛发作。心电图显示心肌缺血征象，心率每分钟80次。已经在其他医院门诊看过几次，诊断为"缺血性心脏病"（过去称为冠心病）。原发性高血压。有吸烟史30年左右。偶尔饮酒，主要是陪朋友一起饮，平时不饮酒。体重指数26kg/m²，属于超重。没有支气管哮喘和肾脏病病史。血脂、空腹血糖、肝肾功能、血尿酸、血钾和血尿常规检查都正常。肾脏和肾上腺的超声检查也正常。直系亲属中没有脑卒中或心肌梗死患者。

分析：患者男性，年龄超过55岁，是危险因素。吸烟也是危险因素。有心绞痛，心电图有缺血性征象。高血压分级属于2级。危险程度应该评定为很高危，必须立即进行降压治疗。

处理：患者必须戒烟，注意合理饮食，增加身体的体力活动和恰当的体育运动锻炼。不要饮酒，使体重下降到正常的体重指数（24kg/m²以下）。

降压药选择：考虑到他的血压比较高，估计一种降压药是很难使血压降到正常的，所以开始就给他两种降压药联合应用。选择哪两种降压药，是根据他同时有冠心病，心绞痛和心率较快这几点来考虑。同时能够治疗心绞痛和高血压的降压药有 β-受体阻滞剂和钙离子拮抗剂，就选择了钙离子拮抗剂中的地尔硫䓬（diltiazem），血管紧张素转换酶抑制剂中的贝那普利（benazepril）。地尔硫䓬能够降血压，又能治疗心绞痛，会使心率减慢，所以很适合。那么为什么不用 β-受体阻滞剂，而用血管紧张素转换酶抑制剂呢？因为已经选用了地尔硫䓬，就不能再选 β-受体阻滞剂了，因为地尔硫䓬是不能与 β-受体阻滞剂合用的。如果要选用 β-受体阻滞剂的话，那么就不能选用地尔硫䓬，而要选用"二氢吡啶类"的钙离子拮抗剂，例如氨氯地平（amlodipine）、尼群地平（nitrendipine）等"地平"类降压药。患者服用地尔硫䓬缓释片90mg，每天1次，贝那普利10mg，每天1次后，复诊时血压明显下降，但是还没有达标。经过几次的随访和调整剂量后，血压最后降到140/90mmHg以下，心率也下降至每分钟70次左右。心绞痛的发作，也从逐渐减少到最后没有发作。心电图也有好转。冬天时的降压药剂量是地尔硫䓬90mg，每天2次，贝那普利10mg，每天2次。

急进型高血压怎样选择降压药？

急进型高血压虽然不一定是属于高血压急症，但是治疗不能拖延，要立即进行降压治疗。它的治疗是根据高血压的严重程度和有无并发症，一边进行降压治疗，一边检查高血压的原因，是不是继发性高血压。如果没有并发高血压脑病，左心衰竭或肾功能不全时，一般把血压在24小时内降至160/110mmHg以下。不一定需要用注射剂，利尿降压药、β-受体阻滞剂和钙离子拮抗剂三药合用口服，常常有效。如果效果不理想，可用注射剂或改用其他降压药合用。这种患者现在很少。患者自己也是无能为力的。必须到大医院的专科去治疗，越快越好。

有青光眼者选择降压药时要注意些什么？

合并青光眼的高血压患者，必须知道青光眼的治疗方法，除了激光和手术的方法之外，就是滴眼药水，使眼睛的瞳孔缩小，才能降低眼压。这种眼药水中，有一种是β-受体阻滞剂，目的是抑制交感神经的活性，因为交感神经兴奋的话，瞳孔就要扩大，瞳孔扩大，眼压就要升高。但是β-受体阻滞剂又是降压药，虽然是眼药水，但是眼睛也会吸收药物的。虽然吸收的量不多，但是有些患者对β-受体阻滞剂很敏感，就会使血压下降，必须注意。所以如果高血压患者合并青光眼的话，选择降压药时，β-受体阻滞剂可以作为首选。既降了血压，又降了眼压，不是一举两得了吗？在选择其他降压药时，必须注意不要用会使交感神经兴奋的降压药。例如钙离子拮抗剂中的"地平"类降压药，大多数会引起交感神经兴奋，尤其是硝苯地平（nifedipine），最为明显，必须避免应用。其他几类降压药，例如血管紧张素转换酶抑制剂和血管紧张素II受体拮抗剂等，对眼压没有影响，也可以应用。总之，在合并青光眼时，能够使交感神经兴奋，使瞳孔扩大，从而升高眼压的降压药，应该禁止应用。对交感神经的活性，没有影响的，都可以应用。如果还能够使瞳孔缩小，降低眼压的，那就更好。

［病例示范］

患者男性，52岁。职业，脑力劳动者。有高血压病史5年，血压经常在170/100mmHg左右。1年前发现有青光眼。其他检查例如心电图、肾上腺和肾脏B超，血、尿常规，血糖、血脂、肝肾功能等都无明显异常。体重指数正常。心率80次/分。不吸烟、不饮酒。

分析：患者的血压属于2级高血压。危险程度是中危，必须进行降压。就给他β-受体阻滞剂美托洛尔（metoprolol）25mg，每天2次，氯沙坦（losartan）50mg，每天1次，两药联合应用。来复诊时，血压就已经降低到正常范围。前者对青光眼也起治疗作用。

高血压患者是否都要服用阿司匹林？

阿司匹林可防止血栓形成，但是可能引起出血，主要是消化道出血。长期应用阿司匹林，已经证明可减少冠心病和脑血管患者的心肌梗死和脑梗死。但是应用时，必须注意哪些患者可以用，哪些患者不能应用。心肌梗死或脑梗死危险性很高的患者，如果高血压已经得到严格的控制，没有胃肠道和其他部位出血危险，可推荐阿司匹林治疗。

《中国高血压防治指南》（2010年修订版）对阿司匹林的治疗，提出如下的意见。

阿司匹林在心脑血管疾病二级预防中的作用有大量临床研究证据支持，且已得到广泛认可。可有效降低严重心血管事件风险25%，其中非致命性心肌梗死下降1/3，非致命性脑卒中下降1/4，应用的剂量是75~300mg/日。根据不同情况，由经治医生决定。

高血压患者长期应用阿司匹林应注意：①需在血压控制稳定（<150/90mmHg）后开始应用，未达到良好控制的高血压患者，阿司匹林可能增加脑出血风险。②服用前应筛查有无发生消化道出血的高危因素，如消化道疾病（溃疡病及其并发症史）。③合并活动性胃溃疡、严重肝病、出血性疾病者需慎用或停用阿司匹林。目前我国应用的剂量大部分是50~100mg/日。

但是不少专家、学者认为，低于75mg/日的剂量，是没有效果的。像美国应用的剂量比较大，每日应用325mg。曾有在美国的患者，发生了脑血管疾病，美国的医生给每天325mg阿司匹林。他打电话问，这个量是不是合适，对这量很疑惑。其实，美国还真的是用这个剂量的。因为美国做过一个临床试验，用的就是这个剂量。另外一个原因是美国人体重比较重，而且他们发生心肌梗死比较多，脑卒中比较少，而且脑卒中中，脑出血比较少，所以他们用的阿司匹林的剂量比我们大。但是阿司匹林不能有时服用，有时停用。服服停停，比不服还不好。高血压没有得到控制，血压仍旧在正常水平以上，服用阿司匹林会促发脑出血。所以服用阿司匹林的患者要做好终身服药的思想准备，同时一定要把血压保持在正常水平。服用阿司匹林后，如果有出血现象，例如皮肤出现紫癜等时，就必须去医院门诊，由医生决定是否要停止服用阿司匹林。如果要拔牙或进行外科手术，必须告诉医生在服用阿司匹林。

儿童高血压怎样治疗？

儿童高血压的治疗，如果是继发性高血压，应按原发疾病治疗，如果没有发现原发疾病，仍宜定期随访，如果血压不是很高，应先用非药物治疗，消除一些不良因素。特别提出几种情况，供家长们参考。有的学生为了考取重点学校或热门专业，家长不断加压，还请了家庭教师，给其补课。有的还给学习钢琴等乐器，或学习外文。学生被压得精疲力竭，这种情况必须消除。现在都是独生子女，家长爱护备至，饮食习惯很不合理，高热量，高脂肪，新鲜蔬菜吃得很少，甚至不吃。甜的饮料以及糖果等吃得不少。不少子女已经明显超重，甚至已经肥胖。应该合理调整饮食，使体重达到理想标准。

许多降压药对成人的安全性，都经过科学的临床实验。但是对儿童，一般都没有试验过，是否安全，没有科学试验的证据。一般由医生根据患者的具体情况，权衡利弊，来决定用药，从最少，最小剂量开始，逐渐增加。家长不要根据自己成人的经验，给孩子用药治疗。

儿童高血压如何选择降压药？

儿童高血压在排除继发性高血压后，就按照原发性高血压的治疗方案用药，但是这些方案都是从成人的治疗经验中得到的。在实际应用中，选择降压药，必须考虑患者是儿童这个特点，不能把成人的方案硬套。患者的家长更不能随便给自己的孩子用药，必须去看儿科医生。医生会根据儿童的具体情况，权衡利弊，可以暂时不用降压药的，就不用降压药。至于选择什么降压药比较好，在儿童中没有像成人那样，已经经过几十年的调查和研究，有丰富的科学资料，所以只能参考成人的资料和原则，再根据患者的血压高度和疾病的具体情况，由儿科医生决定。同时要定期门诊随访。

育龄期妇女患高血压是否可以服用降压药？

育龄期妇女有高血压病，如果已经有了子女，不再准备怀孕，那么治疗方法和降压药的选择，与其他高血压患者一样，原则上没有不同的地方，是可以服用降压药的。

育龄期妇女，准备怀孕，又有高血压病，顾虑重重。服降压药担心会影响胎儿的发育成长，发生婴儿畸形，早产或死胎。不服降压药吧，血压会上升，又担心临产时发生"妊娠高血压综合征"，导致产生先兆子痫或子痫，危及母婴生命安全。情况确实是这样的。所以想怀孕，是要冒风险的。

已经结婚，还没有子女的妇女，她们很希望怀孕，这时就要根据患者的年龄、血压水平、身体的健康情况以及各器官的功能等，来决定是否应用降压药，同时去妇产科门诊，征求妇产科医生的意见和帮助。怀孕后要早一些去大医院的妇产科做产前检查，当然最好是不服降压药。如果血压只是轻度升高，年龄又比较轻，可以暂时不服降压药，定期测量血压，定期门诊。必须应用降压药时，要选择对母亲和胎儿都没有影响或影响比较小、比较安全的降压药。

根据美国食品药品管理局（FDA）的评定，妊娠妇女应用的药物，分为

ABCD和X五大类。X类药物妊娠妇女绝对不能应用。A类药物最好，妊娠妇女可以应用。B类药物比A类差一些，但对妊娠妇女影响不是很大，也可以考虑应用。C类和D类药物有些影响，C类比D类要好一些。现在世界各国应用的和各国高血压防治指南中规定应用的降压药，都没有A、B和X类的降压药，基本上都是属于C类和D类的降压药。所以应用时，必须由妇产科医生和心血管内科的医生共同商讨，权衡利弊后决定。我国高血压防治指南中推荐应用以下降压药：β–受体阻滞剂、钙离子拮抗剂、拉贝洛尔（labetalol）、甲基多巴（methyldopa）等。推荐应用的并不一定就很安全，是患者的病情必须应用，在医生严密监督下应用。血管紧张素转换酶抑制剂和血管紧张素Ⅱ受体拮抗剂绝对不能应用，因为它们对胎儿都有肯定的有害影响。利尿降压药也不宜应用。总之，育龄期妇女准备怀孕，如何选择降压药，一定要由医生决定，不能像一般的高血压患者一样，自己自作主张，自己用药。

妊娠妇女的高血压如何治疗？

妊娠妇女的高血压必须区别是慢性高血压还是妊娠高血压综合征。一般讲，在妊娠20周以前发生高血压，是慢性高血压。当然这慢性高血压可以是原发性高血压，也可能是继发性高血压。在妊娠20周以后才发生高血压，应该是妊娠高血压综合征（过去称为妊娠毒血症）。但是不少妊娠妇女来门诊时，已经妊娠了，有的已经妊娠20周以上，过去她没有测量过血压，所以不知道是否有高血压。这时就很难把这两种高血压区别开来。根据我国高血压防治指南的规定，如果血压超过170/110mmHg，必须积极降压，以防止发生中风和子痫，以保母亲的安全。选择降压药也应该以不损害或少损害胎儿为好，必要时，妇产科医生会考虑终止妊娠。有高血压的妊娠妇女，必须尽早去妇产科门诊。

什么是妊娠高血压综合征？

妇女妊娠20周后发生高血压，蛋白尿及水肿的称为妊娠高血压综合征。高血压的标准是血压等于或超过140/90mmHg，或血压较怀孕前或怀孕早期血压≥25/15mmHg，至少两次，间隔6小时。蛋白尿的标准是单次尿蛋白≥30mg，至少两次，间隔6小时，或24小时尿蛋白定量≥0.3g。水肿的标准是体重增加>0.5kg/周为隐性水肿。明显的水肿的严重程度可以分为①+：水肿局限于小腿；②++：水肿延及大腿；③+++：水肿延及会阴部及腹部。妊娠高血压综合征的危险是容易发展为先兆子痫和子痫，威胁怀孕妇女和胎儿的生命，不能掉以轻心，应该尽早去妇产科门诊，必要时需要住院。

怎样看待降压药的不良反应？

所有治疗疾病的药物，都有不良反应，中药西药都一样。降压药当然也不能例外，也是有不良反应的。降压药的不良反应，一般都不是严重危害人体健康的。患者应该认识自己服用的降压药的不良反应，这样当出现这些症状的时候，可以去医院门诊，告诉医生。如果确实是降压药的不良反应，医生会停用这个降压药，改用其他的降压药。

虽然药品说明书上列举的不良反应很多，一般是不大会出现的。要确定是不是降压药的不良反应，有时很容易，有的时候非常困难。医生有时一时也决定不了。患者也要详细地告诉医生，服药的品种，不良反应出现的时间，进展情况，同时服用的有几种药品，包括中药。有的患者认为中药是不会产生不良反应的，把同时服用的中药，不告诉医生。后来发现这个不良反应，恰恰就是中药产生的。这样对患者来说是一个损失。这个降压药本来对他是没有不良反应的，误认为有不良反应，以后就不能应用这一类降压药了。原来降压效果很好的降压药，由于误认有不良反应，结果调换了其他降压药，血压反而降不下来。这岂不是患者的损失吗？

对待降压药的不良反应，要采取慎重的态度，既不要放过，也不要错怪。现在降压药有5大类，对一位轻度高血压患者来说，只需要应用1~2类降压药，错怪了1~2类降压药，可以挑选其他降压药。但是对于重度高血压患者来说，需要应用3种以上降压药时，选择降压药就会有困难了。

长效降压药好还是短效降压药好？

原发性高血压目前尚无根治办法，需要长期应用降压药，使血压下降并维持正常。所以近年来有不少新药上市，大部分都是长效降压药，长效降压药与短效降压药究竟哪一种好呢？

长效降压药与短效降压药的区别，顾名思义，长效降压药是它产生的降压作用持续时间长。一次口服后，降压作用可持续24小时以上，例如目前大家常用的氨氯地平，只需每天服用一次。就是因为它是长效降压药，降压作用持续在24小时以上。

短效降压药是它产生的降压作用持续时间短。像硝苯地平，口服后降压作用只持续6~8小时，每天服药需3~4次，因为它是短效降压药。我们要降低血压，是一年365天，一天24小时，都需要使血压保持在正常范围，这是短效降压药所做不到的。像硝苯地平这种短效降压药，即使你一天服用4次，也很难保持一天24小时的平稳降压。口服后1~2小时，血压降得很低，到6~8小时后，降压作用已很小了。第2次服药后，又是一个周期，结果是血压呈波动性降低，低时很低，高时仍高，血压波动大。有的医生劝患者一起床就服药，有的患者半夜起来服一次药。但是高血压是慢性病，要长期经年累月服药，这种做法能持久吗？行得通吗？即使能够做到，一天24小时的血压仍是波动很大。只有长效降压药才能做到，所以近年来新的降压药几乎都是长效的。有些老的短效降压药，采用制剂改良的方法，把它制成"控释片"或"缓释片"，口服后让药物慢慢释放出来，可维持24小时，成为"长效制剂"，也可每日口服一次。例如"硝苯地平控释片"就是这种制剂，把3片硝苯地平（30mg）放在一只控释胶囊中。

从长效降压药与短效降压药的区别，可以了解长效降压药还有许多优点。

（1）只需每天一次服用，患者不易忘记，服药依从性好，因此血压控制较好。

（2）平稳降低血压，血压波动小。

（3）不良反应少而轻。

（4）能控制一天24小时的血压，尤其是清晨起床后2~4小时的血压高峰期的血压也能下降，而这时正是高血压并发症如卒中、心肌梗死等的好发时段。

（5）由于控制24小时血压较好，血压波动小，对预防靶器官损害（如心、脑、肾等）及并发症（如卒中、心脏事件等）的发生，较短效降压药好。

高血压患者应该慎用哪些药物？

使血压升高的药物不能应用，例如麻黄碱、垂体后叶素、肾上腺素和去甲肾上腺素等。麻黄碱或与它相近似的类似药物，例如治疗感冒、哮喘、和止咳等的药物或合剂中，往往有少量这类药物，必须注意。有些滴鼻药水中也会有此药，鼻黏膜也会吸收药物，应该注意。

肾上腺皮质激素类药物，常用的有泼尼松、地塞米松等，在不少疾病中往往是长期应用，会使血压升高，应该也属慎用药。

治疗哮喘的药物，如氨茶碱和β-受体激动剂等一类药物，都会使血压升高和心率增快，高血压患者应慎用。

有些中药制剂如甘草流浸膏、复方甘草合剂，久服会引起血压升高，因为甘草有激素样作用。

对肾脏有毒性作用的药物。肾脏损害是引起高血压的重要原因，肾功能衰竭的患者，几乎都有高血压。高血压患者，应慎用对肾脏有损害的药物。这种药物很多，不胜枚举。像免疫抑制剂环孢霉素，它对肾脏有毒性作用，可使血肌酐升高，血压升高。有些中药会损害肾脏，不能错误认为中药是没有不良反应的。

为什么高血压患者不宜大量补液？

高血压患者不宜补液，尤其是大量补液。升高血压的原因很多，其中体液增加也是原因之一。补液，尤其是补充氯化钠溶液，使体液扩张，就会升高血压。大家都知道，饮食中氯化钠摄入太多，要升高血压。现在国内外的高血压防治指南都号召人们，每日氯化钠的摄入量要在6g以下，来预防高血压。

高血压患者，尤其是有慢性心功能不全者，要补液，应该严格掌握指征，不要轻易应用。当然患者患急性病，发高热，需要静脉滴注抗生素时，还是需要的。

药价高的降压药是不是比药价低的好？

患者中普遍有这样的看法，认为药价高的药总是比药价低的药，疗效要好，而且并不只限于降压药。那么是不是药价高的降压药，一定比药价低的疗效好呢？其实不一定。

目前首选（一线）降压药中，最早应用于临床治疗的，是在20世纪50年代的利尿降压药。普遍应用的是氢氯噻嗪（过去人们常称为双氢克尿噻或DCT），至今应用历史已60年左右。这么老的药，任何药厂都有条件生产。成本低，价格自然便宜。后来出现的新的品种，刚上市时价格总要高一些，后来也会逐渐降低。像我们现在用的"吲达帕胺"，国内最早仿制的是"寿比山"，是20世纪70年代开始应用的，开始时也是价格高一些。现在应用历史也已经有40多年了，药价也是不断下降。尤其是现在国内仿制的药厂，有好几家，药价更加便宜。

一线降压药中最新的是血管紧张素 II 受体拮抗剂。第一只上市的药，是美国默沙东制药公司研制发明的氯沙坦（商品名是科素亚），是1995年美国FDA批准上市的，所以药价比较贵。但是现在这类所谓"沙坦"类的降压药不断涌现，药价也在不断下降。

尽管利尿降压药是较老的药，但现在仍为一线降压药，说明它的降压效果不错。利尿降压药降压以后也能减少高血压的并发症，疗效不在新的降压药之下，而且往往是基础降压药，许多新的降压药，与它合用，降压疗效就会提高。美国几年前曾做了一个大规模的临床试验，结果显示，从降压及减少高血压并发症的角度来衡量，利尿降压药的疗效，不比其他新的降压药差。我们治疗原发性高血压的目的就是降压，通过降压，减少高血压并发症的发生。这充分说明药价低的降压药，其疗效不一定比药价高的降压药差，所以药价高比药价低的降压药疗效好的观点，是不正确的，必须放弃。

为什么看病时最好带药品说明书？

去看高血压门诊时，目的是想要通过门诊医生给你合适的降压药，使你的血压降至正常。医生在门诊时一定要测量你的血压是多少，才好给你选择降压药。例如，你测量的血压是150/100mmHg时，医生必须知道你在服药，还是没有服药。如果是没有服药的血压水平，医生会开始给你一种降压药，给多了，可能会使血压降得太低。如果是在服一种降压药，那么血压还没有降至正常水平，医生就要开两种降压药给你。如果是已经服用了两种降压药，血压还不正常，就要用3种降压药合用。患者往往说不清楚，就是能说出药名，也是药物的"商品名"，而不是药品的真正名字"通用名"。也许你在服3~4种药，但不都是降压药，也许只有一种或两种降压药。所以患者必须把药品的说明书带去，如果药已服完，也要把药品说明书带去给医生看。医生看了药品说明书，就能清楚了解你的服药情况，这样就能给你恰当的降压药了。这样做，对患者的好处是显而易见的，能缩短见效时间，减少门诊次数，取得更好的疗效。

外国药是否比国产药好呢？

现在患者中有这样的观点，认为外国生产的药，一定比国内生产的药要好。这种观点有一定的片面性，不能一概而论。发达国家一般来讲，他们的科学和技术水平比我国要高，药厂规模大，设备先进，管理严格。像美国的FDA这样的官方机构，对药品的监督相当严格，如果有违规情况，处罚也很重。所以这些药厂生产的药品质量有保证。但是，发达国家也有小药厂，科学和技术水平、管理等方面，就没有大药厂好了。如果是发展中国家，有的水平与我国差不多，有的还不如我国，所以说要区别对待。

目前我国药品市场上供应的外国药厂生产的降压药，基本上都是发达国家的规模大的跨国公司生产的，都是他们自己研制发明的，药品质量自然好。等到过了专利保护期，大家都可以仿制生产。我国药厂当然也不例外，也会仿制这些降压药，通过我国的食品药品监督管理局批准后，才能上市销售，药品的质量也是有保证的。但是我国的药厂大小不一，科学技术水平及管理水平参差不齐，所以产品质量也不完全相同。我国的仿制品与外国大药厂的原创产品，可能也会有些差距。但是同一种降压药，我国仿制药的价格只有外国原创药的一半，有的连一半还不到，不少患者应用后降压效果也不错，颇受高血压患者的欢迎。

血管紧张素转换酶抑制剂与血管紧张素 II 受体拮抗剂合用是否必要？

血管紧张素转换酶抑制剂和血管紧张素 II 受体拮抗剂是一线降压药中最新的两类降压药，也是价格最高的两类降压药。近一段时间来，在门诊中，有一些患者在有些医院已经治疗了一段时间，但是高血压仍没有控制，因此来求诊。其中有不少患者都把血管紧张素转换酶抑制剂和血管紧张素 II 受体拮抗剂一起应用。那么这两种降压药联合应用是不是合理呢？

联合用药有一个原则，就是合用的两种药物必须是化学结构和药理作用不相同的。化学结构或药理作用相同或相似的，就不能合用。以抗生素而论，必须是化学结构不属于同一类，抗菌谱不相同的才合用。这样才能提高疗效，减少不良反应。这些都已经形成共识。降压药的联合应用自然也遵循这个原则。血管紧张素转换酶抑制剂和血管紧张素 II 受体拮抗剂都作用于肾素-血管紧张素系统。血管紧张素 I 转换成血管紧张素 II 需要一种酶，即血管紧张素转换酶。血管紧张素 II 是有强烈的血管收缩作用，使血压升高。血管紧张素转换酶抑制剂抑制了血管紧张素转换酶，使血管紧张素 I 不能转变成血管紧张素 II，所以就产生降压作用。血管紧张素 II 使血管收缩，它必须作用于血管上的受体，才能起作用。血管紧张素Ⅱ受体拮抗剂就是在受体水平上拮抗它的作用，所以也起降压作用。看来似乎它们的作用机制不同，药物化学结构也不一样。但是它都是作用于肾素－血管紧张素系统。正像我们乘公共交通车一样，一条线路上虽然有很多站点，但是都是在一条线路上。近年来，有一些研究发现，它们合用，降压作用能够加强，保护器官的效应也会增强。所以就有人提出，可以合用。但是必须指出，这些研究结果还没有得到大家的公认。它们都作用在肾素－血管紧张素系统，与传统的药物合用原则不完全吻合，要证实它们合用有优越性，而危害性不加重，还需要更多的科学研究资料的积累。

所以血管紧张素转换酶抑制剂和血管紧张素Ⅱ受体拮抗剂联合应用，不大合理。

氨氯地平与地尔硫䓬是否可以联合应用？

最近一段时间，有一些高血压患者和医药科普杂志的编辑来信，问到这个问题。他们认为这两种降压药都是钙离子拮抗剂。联合用药的原则是，不同类的药物可以联合应用，同一类的两种药物是不能联合应用的。他们感到很困惑。确实，这两种降压药，虽然降压机制不完全相同，但都是钙离子拮抗剂，属于同一类的降压药。根据药物联合应用的原则，是不适宜联合应用的。现在有些医生喜欢把这两种降压药联合应用。他们是专科医生或专家，对这方面有自己的经验，认为可以应用，就让他们去应用吧。但是需要提醒一般的高血压患者，最好不要把这两种降压药联合应用。基层社区医院的全科医生最好也不要把这两种降压药联合应用。

维拉帕米是否可以与地尔硫䓬联合应用？

不可以。理由是它们同属于钙离子拮抗剂，而且这两种降压药都抑制心脏的收缩功能和心脏的传导系统，都使心率减慢。维拉帕米的这些作用比地尔硫䓬更强，虽然它们的化学结构不相同。根据降压药联合应用的原则，只有不属于同一类的降压药，才可以合用，属于同一类的降压药，虽然不属于同一类型，但是作用相仿的也不可以合用。由此可见，维拉帕米是绝对不能与地尔硫䓬合用的。

维拉帕米是否可以与氨氯地平联合应用？

这个问题也常常被人提起。回答是不适宜联合应用。理由同氨氯地平不适宜与地尔硫䓬联合应用是一样的。上面已经讲了，这里不再重复。

β-受体阻滞剂可以与维拉帕米联合应用吗？

不可以。它们虽然不是属于同一类的降压药，但是它们的作用有相似之处。它们都使心率减慢，抑制心脏收缩和心脏传导，所以这两种降压药绝对不能联合应用。

β-受体阻滞剂可以与地尔硫䓬联合应用吗？

这两种降压药不是属于同一类的降压药，但是它们的作用有相似的地方。例如它们都使心率减慢，抑制心脏的收缩和心脏的传导系统。如果两者联合应用，会使这些作用明显加强，可能会产生不必要的不良反应。但是地尔硫䓬的这些作用比维拉帕米要弱一些，所以有些医生在联合应用。他们可能是这方面的专科医生或专家，有独特的经验。建议高血压患者不要联合应用，基层社区医院的全科医生也不要合用。

复方阿米洛利是什么药？

它是由两种降压药合在一起的复合制剂，一种是利尿降压药氢氯噻嗪，另一种也是利尿药，称为阿米洛利，它的降压作用不是很好。但是它是潴钾利尿剂，能使血钾升高。而氢氯噻嗪会使血钾下降。把这两种药物放在一起，制成复合片剂，目的是互相纠正、抵消它们对身体产生的钾代谢的影响。希望用了复方阿米洛利片后，血钾既不下降，也不升高，同时又方便患者服用。但是在实际应用中，各人的反应不是完全一样的。可能有三种情况。第一种是血钾是正常的。第二种是血钾低于正常。第三种是血钾高于正常。那么怎么办呢？就要在应用一段时间后测定血钾。但是患者往往不愿意经常抽血，测定血钾。但是如果不测定血钾，无论血钾太高或太低，都是很不好的。不如用吲达帕胺，它也与氢氯噻嗪一样，少数患者也会产生血钾下降，大多数的患者血钾是正常的，但是它不会引起血钾升高。如果患者不愿意经常抽血，为了避免产生低血钾，可同时给氯化钾的缓释片或控释片。即使患者的血钾是正常的，口服小剂量的氯化钾是不会引起高血钾的，因为大多数患者的肾功能都是正常的。如果肾功能不正常的患者就不能这么做，这种肾功能受损的患者，往往不用吲达帕胺，更不用复方阿米洛利了。

复方阿米洛利是否可以与血管紧张素转换酶抑制剂联合应用？

这两种降压药都会使有些患者产生血钾升高，如果血钾太高会产生不良反应的，所以这两种降压药是不能同时服用的。利尿降压药中与血管紧张素转换酶抑制剂联合应用的，是氢氯噻嗪或吲达帕胺，这两种利尿降压药都会使血钾下降，而血管紧张素转换酶抑制剂会使血钾上升。两者合用，可以互相抵消，希望达到血钾保持原来水平，不受影响。但是并不是所有患者都能如愿保持血钾正常，最好的办法是要定期测定血钾。

珍菊降压片可以与"地平"类降压药联合应用吗？

有不少高血压患者，服用珍菊降压片后，血压不能降到正常水平，但是也不想放弃珍菊降压片，对珍菊降压片"情有独钟"，就加上"地平"类降压药，希望能够把血压降到正常。这样做并不是很合理，但是可以这样合用。"地平"类降压药是二氢吡啶类钙离子拮抗剂如尼群地平、氨氯地平、非洛地平和拉西地平等。珍菊降压片中也有西药降压药，它是可乐定和氢氯噻嗪，量都很小。它与"地平"类降压药，不是同一类的，作用也不同，所以可以合用。为什么说"这样做并不是很合理"，因为珍菊降压片里面的西药降压药，量很小，降压作用也很小。既然用了珍菊降压片，不能把血压降到正常，为什么还要抱着它不放呢？应该放弃珍菊降压片，选择其他的一线降压药。一种降压药不够，可以两种降压药联合应用。

珍菊降压片可以与吲达帕胺联合应用吗？

珍菊降压片里面已经含有利尿降压药氢氯噻嗪，吲达帕胺也是利尿降压药，所以不能合用。

珍菊降压片可以与其他小复方制剂合用吗？

有些高血压患者早晨服用珍菊降压片，晚上服用"复方降压片"，中午服用复方罗布麻片。这种用法合理吗？这3种小复方制剂都含有利尿降压药氢氯噻嗪。复方降压片还含有交感神经抑制作用降压药利血平和血管扩张剂肼屈嗪。复方罗布麻片还含有交感神经抑制作用降压药胍乙啶和血管扩张剂肼屈嗪。这样的合用，把其中的西药降压药，计算一下，已经有5种了。这显然是不合理的。可能患者认为中药好，中药没有不良反应。药厂也迎合患者的这种心理，把加了西药降压药的小复方制剂，用中药命名。不少患者都不知道珍菊降压片和复方罗布麻片里面含有西药降压药，因为很多患者都不看药品说明书的。所以珍菊降压片本身就是小复方制剂，不能再与其他小复方制剂合用了。

可乐定可以与β-受体阻滞剂联合应用吗？

可乐定是中枢作用降压药，与β-受体阻滞剂的化学结构并不相同，但是它们产生的净效应都是使交感活性下降，使心率减慢等，所以是不宜联合应用的。β-受体阻滞剂是一线降压药，应用广泛，可乐定不是一线降压药，还是多用β-受体阻滞剂，少用可乐定比较好，但是不要把这两种降压药联合应用。

服用"地平"类降压药后，产生踝部浮肿怎么办？

"地平"类降压药应用广泛，降压效果好，尤其是中国的高血压患者，降压效果要比外国白人更好，不良反应很少。但是在长期应用的高血压患者中，有一种不良反应，常有发生，那就是踝部浮肿。这种浮肿的特点是晚上睡觉前，患者洗足时被发现。患者没有不适的感觉，第二天早晨起床时，浮肿完全消失。因为白天站立的时间比较长，由于重力的作用，液体从扩张的血管渗出，就在踝部产生浮肿。睡了一夜后自然就好了，第二天晚上又会出现，第三天早晨又会消失。它对身体健康没有不良影响。如果浮肿不重，也没有不适症状，可以继续服用。如果可以减少剂量，而不影响治疗的话，减少剂量后，浮肿会减轻一些。如果患者高血压的程度比较轻，只服这一种降压药，也可以换别的降压药。如果血压比较高，已经应用了3种降压药，要把"地平"类降压药，换成别的降压药，恐怕降压效果就不那么好了。这时应该去看医生，由医生给你重新调整降压药。这里要提醒患者一点，就是踝部浮肿不一定都是"地平"类降压药引起的，其他还有不少因素也会引起踝部浮肿。

血压突然升高怎么办？

经常有患者问，血压突然升高时，有什么降压药自己可以服用。他是怕血压的突然升高，会引起卒中，尤其是脑出血，所以很着急。其实，血压突然升高，总是有原因的，只是患者自己没有发现，所以总是说没有原因。首先要寻找促发血压突然升高的原因，消除这些原因，就能避免以后再发。那么怎么办呢？

最好的办法就是去看急诊。患者不要自己服用降压药，而不去看急诊。因为这样会延误病情，错过最佳的治疗时间。但是患者不愿意去，认为即使去了医院，也不过是打针、服降压药，而且有时到了急诊室，血压已经下来了。这是一种错误的观点。各大医院24小时有急诊，连节假日都不休息，是为了什么呢？还不是为了让患者得到及时诊治。去了医院急诊，医生检查后觉得没有问题，就可以给你一些临时应用的降压药。如果到急诊室时，血压已经下来了，人也感觉很好，更说明没有问题，就按原来的高血压治疗方案，继续治疗。这是应该庆贺的事情，完全不是白跑一次，难道希望是卒中或心肌梗死才不是白跑？到医院去的目的，就是怕不只是血压升高，而同时有其他的重要并发症，自己服药，就会延误病情。

血压突然升高，自己服药好吗？

不好。但是患者认为，即使去医院急诊，也要花一段时间后才能到医院。他是担心在这段时间里，不服药，不把血压降下来，会发生卒中，总是希望医生告诉他，可以服用哪种降压药，能够很快地把血压降下来。

遇到这种情况，如果血压不是太高，收缩压在170mmHg以下，人也没有不适的症状，就不要着急。再测量几次血压，可能血压会逐渐下降。如果持续不下降，那么就要根据不同情况进行处理。

（1）如果你的年龄比较轻，高血压已经有一段时间，过去血压一直比较稳定，没有这样的血压突然升高，一般讲，收缩压没有超过170mmHg，发生脑出血的可能性是不大的。估计可能是原来服用的降压药剂量不够，降压药的剂量可以增加一些。

（2）如果过去也有同样的血压升高发作，近来发作有增加倾向，而且每次的发作情况都相似，这时一定要去医院，有可能是"嗜铬细胞瘤"。

（3）老年高血压患者往往有颈椎病，颈椎病患者会有脑供血不足的症状，这时机体为了保证脑部的血液供应，就会使血压升高。这是机体的代偿机制。所以有颈椎病的高血压患者，就要同时治疗颈椎病，不要出现脑部供血不足。

（4）过去已经有过脑卒中或心肌梗死病史的患者，遇到血压突然升高，特别是收缩压超过170mmHg时，一定要立即去医院急诊，不要怕麻烦，因为这类患者的危险程度是属于"很高危"，再次发生脑卒中的可能性很大。

（5）最近是否有忘记服用降压药的情况，或者把降压药的剂量减少了。这些情况都会发生血压升高。这时就把忘记服用的降压药补上。

（6）如果血压很高，收缩压在170mmHg以上，或甚至超过200mmHg，并且有明显的不适症状，这时应该毫不犹豫地去医院急诊。

（7）有的患者认为去医院急诊也要花费一段时间，希望在去医院急诊前能够自己服一些降压药，那么可以服用可乐定，剂量是0.5~1片。不过这种自己服药的方式，是不提倡的。血压越高，情况越急，就越需要去医院急诊，必要时可以叫救护车。救护车上都有急救设备和急救药物。

高血压患者治疗中为什么要测定血钾呢？

高血压患者的治疗主要是应用降压药。降压药中的利尿降压药，例如氢氯噻嗪和吲达帕胺，都会产生血钾降低。血钾降低后必须补充氯化钾，使血钾升高到正常水平，过低的血钾会促使心脏发生心律失常。像血管紧张素转换酶抑制剂和血管紧张素Ⅱ受体拮抗剂，都会使血钾升高。血钾太高，也会引起不良反应，有的可能会很严重。一旦发生高血钾后，处理就不像低血钾那样简单和容易了，所以要预防为主。要了解血钾是高还是低，当然只有测定血钾了。至于降低血钾的降压药和升高血钾的降压药合用，理论上应该是互相抵消，血钾不高也不低。希望是如此，但是实际上，情况并不完全是这样。一部分患者可能是如此，血钾正常。但是也有一部分患者出现低血钾或高血钾。至于哪些患者会出现低血钾，哪些患者会出现高血钾，只有通过测定血钾，才能知道。此外一些潴钾利尿剂，例如阿米洛利、氨苯蝶啶和螺内酯等，都会引起高血钾，你说不测定血钾行吗？高血压治疗是长期的，所以测定血钾，往往不是一次或两次，需要定期测定，可能间隔一段时间后，又要测定了。可不要怕麻烦，不肯有小麻烦，有时会招来大麻烦。

高龄老人高血压应该怎样治疗？

根据我国的规定，超过60岁就算老人，70岁以上称为高龄老人。但是从高血压治疗的角度，高龄老人往往是指超过80岁的老人。高龄老人患高血压后，是否要治疗？应该怎样治疗呢？

国内外的临床治疗试验，很少包括高龄老人。所以对于高龄老人高血压患者，是不是需要治疗，国内外的有关专家、学者是有分歧的。有些专家认为，高龄老人，尤其是80岁以上的老年人，往往大多数是单纯收缩期高血压，舒张压都不高，甚至低于70~80mmHg的水平，收缩压也常常不是很高。可能是年龄大，主动脉生理性老化，引起主动脉弹性减退所致，可以不要治疗。近年来开始对高龄老人高血压患者进行大规模的临床试验。例如国外有一个临床试验，研究对象是超过80岁的高龄老人高血压患者，应用的降压药是吲达帕胺（indapamide）（每片1.5mg）和血管紧张素转换酶抑制剂培哚普利（perindopril）。这个试验的结果显示，把收缩压降低到150mmHg，可以减少脑卒中及死亡危险。目前对高龄的老人高血压患者，特别是80岁以上的患者，是否要进行降压治疗，《中国高血压防治指南》（2018年修订版）是这样说的，老年高血压患者的血压应降至150/90mmHg以下，如能耐受，可降至140/90mmHg以下。对于80岁以上的高龄老年人的降压的目标值为<150/90mmHg。老年高血压的降压治疗，应强调收缩压达标，同时应避免过度降低血压。在能耐受降压治疗的前提下，逐步降压达标，应避免过快降压。对于降压耐受性良好的患者，应积极进行降压治疗。

老年高血压的理想降压药物应符合以下条件：①平稳、有效。②安全，不良反应少。③服药方法简便，依从性好。常用的5类一线降压药都可以选用。

对于合并双侧颈动脉狭窄≥70%并有脑缺血症状的患者，降压治疗应慎重，不应过快、过度降低血压。收缩压高而舒张压不高甚至低的单纯收缩期性高血压患者的降压治疗，有一定难度。指南建议：当舒张压<60mmHg，而收缩压<150mmHg，宜观察，可不用降压药治疗。如收缩压为160~179mmHg，可谨慎给予小剂量降压药治疗。如收缩压≥180mmHg，则用小剂量降压药治疗。降压药可用利尿降压药、钙离子拮抗剂、血管紧张素抑制剂或血管紧张素Ⅱ受体拮抗剂等，治疗中应密切观察病情变化。

比较合理的做法是，如果他在80岁之前已经有高血压，并且已经在进行治疗，那么就继续治疗，按照老年高血压患者的治疗原则。如果过去没有高血压，在80岁以后才发现高血压，除了必须排除继发性高血压外，对原发性高血压患者，如果血压不是很高，收缩压没有超过170mmHg，患者没有不适症状，可以进行观察、随访。如果收缩压超过170mmHg以上，或者有不适症状，则给降压治疗，选用降压药必须是降压作用比较温和的，会产生立位性低血压的降压药不要应用。如果有心、脑和肾脏等器官的损害或病变，那要根据具体病情选用合适的降压药。血压不要降得太低。

［病例示范1］

男性，88岁，早已退休，退休前是银行职员。高血压病史26年，在20年前开始来医院门诊，当时还只有64岁。平时血压在（160~170）/（100~108）mmHg水平。最高时曾经达到过190/110mmHg。血常规和尿常规检查正常。空腹血糖、肝功能和肾功能正常。血尿酸和血钾也在正常范围。心电图无明显异常，心率每分钟80~88次，心律规则。肾脏和肾上腺超声检查正常。不吸烟，不饮酒，体重指数正常，没有肾脏病和支气管哮喘病史。血脂检查偶尔有总胆固醇和甘油三酯轻度升高。但是他不经常服用降脂药，只是自己注意控制饮食，参加适度的体育运动锻炼。诊断：原发性高血压。

分析：20年前，那时改革开放时间还不长，与国际的学术交流还不多，我国还没有高血压防治指南。现在高血压分级是2级。男性年龄超过55岁是危险因素。危险程度应该评为中危。

降压药选择：当时他服用过小复方制剂，例如复方降压片、复方罗布麻片和珍菊降压片等，效果开始还可以，后来就不行了。就开始服用β-受体阻滞剂和钙离子拮抗剂。患者觉得服药后不太舒服，最后应用血管紧张素转换酶抑制剂赖诺普利（lisinopril）和钙离子拮抗剂地尔硫䓬（diltiazem）联合应用。为什么选择地尔硫䓬而不选氨氯地平呢？这是因为他心率比较快，如果应用氨氯地平，心率会更快，而地尔硫䓬会使心率减慢。两种降压药联合应用后，不但血压下降到正常水平，而且心率也下降了，在每分钟70~80次范围。患者自己也感觉很好。就这样一直治疗随访至今，已经将近20年了，血压都控制得很好。他每隔几个月总要来随访一次，平时在附近医院配一些降压药。这两种降压药的剂量，随着气候的冷热、气温的高低和血压的水平，进行及时的调整。一般是赖诺普利每天10~20mg，地尔硫䓬每天90~180mg。冬天气温下降，血压上升时，剂量大些，夏天气温上升，血压下降，剂量就减少。

[病例示范2]

男性，86岁，已经退休，退休前职业，商业工作者。高血压病史10年以上，平时血压在（160~170）/80mmHg左右。心率每分钟60次左右。有时在60次以下。心电图检查没有心脏传导阻滞等异常。血尿常规、空腹血糖、血脂、肝肾功能、血尿酸、血钾和肾脏、肾上腺的超声检查都正常。没有支气管哮喘和肾脏病病史。不吸烟，不饮酒。体重指数正常。家属中没有脑卒中或心肌梗死患者。诊断为原发性高血压，属于老年单纯收缩期高血压。

分析：男性年龄超过55岁，是危险因素。2级单纯收缩期高血压，危险程度应该评定为中危。

降压药选择：他原来是服用珍菊降压片的，血压有时会升高。根据近年来国内外的临床试验，单纯收缩期高血压应用钙离子拮抗剂尼群地平（nitrendipine）治疗，有明显的降压效果，并且能够减少发生并发症的机会，尤其是脑卒中更为明显。根据这位患者的心率比较慢，应用尼群地平更有好处，因为它会使心率增快。开始给尼群地平10mg，每天2次口服，血压能够控制在理想水平，心率也能稍稍增快。至今已经有6~7年了，血压维持在（130~150）/（70~80）mmHg水平。尼群地平的剂量范围是

5~10mg，每天2~3次。冬天剂量大些，夏天剂量小些，自己感觉很好。82岁时进行前列腺肥大的手术，手术前后和手术时血压都没有大的波动，手术也很顺利。现在他的健康情况很好，还常常在社区文化活动中心跳舞。尼群地平的国产品，价格非常低，所以他不愿意调换其他价格贵的降压药。

难治性高血压的治疗应该怎样进行？

难治性高血压的治疗是比较困难的。患者必须到大医院的专科去诊断和治疗，明确诊断，排除继发性高血压，然后按照产生难治性高血压的原因，有针对性地加以处理。如果是不良生活方式的原因，就要改变不良生活方式，建立健康的生活方式。如果同时在用会升高血压的药物，除了患有其他疾病，必须应用外，应该停用。

对降压药的使用要重新安排调整。一般是先使用3种降压药联合应用。钙离子拮抗剂＋血管紧张素转化酶抑制剂（或血管紧张素Ⅱ受体拮抗剂）＋利尿降压药。如果血压下降仍不能达到目标水平，必须加大剂量，或增加降压药，变成4种降压药联合应用。一般说如果肾功能正常的话，血压都能降到正常范围。最顽固的是肾功能受损的患者。

［病例示范］

男性，70岁，已经退休。退休前职业是脑力劳动者。高血压30多年，伴有糖尿病和血脂升高（高甘油三酯血症）。无支气管哮喘和肾脏病病史。曾经在几家医院门诊看过，还住院过。诊断为原发性高血压。平时血压经常在（180~200）/（110~120）mmHg水平。他的最高血压曾经达到240/180mmHg。虽然服用过不少降压药，上海市场上所有的降压药，他说几乎都服用过，血压虽然能够下降一点，但是依旧很高。肝肾功能以及血钾正常，肾脏和肾上腺B超检查也正常。心电图尚在正常范围。心率每分钟76次。体重指数25kg/m²，稍稍超重。不饮酒，不吸烟。家属中没有心、脑血管疾病患者。

分析：患者是原发性高血压。男性，年龄超过55岁，是一个危险因素。高血压分级是3级，合并糖尿病。超重和高甘油三酯血症不是危险程度评定的指标。他的危险程度是很高危，所以要尽快把血压降下来，降到150/90mmHg以下。

降压药选择：因为他已经在服用好几种降压药，至少在3种以上，应该可以诊断为难治性高血压，所以开始就给3种降压药联合应用。β－受体阻滞剂比索洛尔（bisoprolol）2.5mg，每日1次，钙离子拮抗剂尼群地平（nitrendipine）10mg，每日3次和吲达帕胺（indapamide）1.5mg，每日1次。两周后来复诊时，血压已经降了不少，但是仍没有降到150/90mmHg的目标。以后逐渐增加剂量，最大的剂量是比索洛尔5mg，每日1次，尼群地平20mg，每日3次，吲达帕胺仍为1.5mg，每日1次。两周后复诊时，血压仍没有达标，所以又加了血管紧张素Ⅱ受体拮抗剂缬沙坦（valsartan），变成4种降压药联合应用。最后血压终于降到150/90mmHg以下，达到了目标。他几乎每月来复诊一次，经过3年多，血压一直控制得比较满意，自觉也很好。因伴有糖尿病和高甘油三酯血症，除了自己注意合理饮食之外，也服用一些降糖和降脂的药物。

长效降压药是否可以隔日服用？

不少高血压患者在夏天炎热季节，血压下降，降到120/80mmHg以下，甚至110/70mmHg以下，降压药也已经服用半片了，这时患者就把这个长效降压药改为隔日服用一次。这样的做法是不是好呢？

我认为所有的长效降压药，都是每天服用一次，因为它们的降压作用可以维持24小时以上。但是能否维持48小时呢？是否可以隔日服用一次？好像没有这样的降压药，包括外国著名的大药厂的产品，药品说明书上都没有提出可以隔日服用一次。建议不要隔日服降压药，可以继续减少剂量，可以从半片减到1/4片。

预防保健篇

◆ 怎样预防高血压？

◆ 要预防高血压，是不是限盐摄入很重要？

◆ 怎样限盐摄入呢？

◆ 预防高血压，控制体重很重要吗？

◆ 怎样控制体重呢？

◆ ……

怎样预防高血压？

引起高血压发生的原因很复杂，根据长期来的调查和科学研究，目前认为不是单个因素引起，总的来说是遗传与后天环境因素相互起作用的结果，遗传是无法改变的，单是遗传也不一定会发病，例如父母均有高血压，子女有高血压的儿子是29.2％，女儿是39.9％。也有60％～65％的子女没有高血压。后天的环境因素很多，例如年龄，年龄越大高血压患病率越高，但是这个后天的环境因素，也是不能改变的，年龄总是一年比一年增加，所以对这个后天环境因素也无能为力。但是有些后天环境因素是能够改变的，就要改变，这样能够对预防高血压的发生起一定的作用。

要预防高血压，是不是限盐摄入很重要？

食盐量摄入的多少，直接与高血压水平有关，人群食盐摄入量越高，血压水平也越高，高血压患病率也越高。我国北方地区居民高血压患病率高于南方地区居民，其中北方地区居民食盐摄入量高于南方地区居民，也是一个重要因素。现在提倡每日食盐摄入量最好在6g以下（实际人体正常的每日需要量只1～2g）。这个量不是单指做菜时放入的食盐量，还包括酱油、饮料，以及食品中含有的食盐量，例如3ml酱油约含盐1g，一块4cm见方的腐乳含盐约5g，一小碟咸菜（如榨菜等）约含盐4g。其他许多食品，包括各种蔬菜和动物性食品等所有食品，均含有少量的钠盐。

怎样限盐摄入呢？

首先尽量不要吃含盐量高的食品，如咸菜、腐乳。食用酱油时要把其中的盐量也算进去。小菜的汤里，尤其是比较咸的小菜的汤里，含盐量较多，应少吃。限盐到6g以下，实行起来有一定难度，因为饮食习惯包括咸淡的嗜好，都是从儿童时期起就养成的，以后改变比较困难，习惯吃咸的人，小菜淡了，会食之无味，影响食欲。尤其是老年人，味觉功能减退，淡了食欲大减，造成进食少了，引起营养不良也不好，所以要慢慢来，打持久战，会逐渐习惯。家长要对子女，在儿童时就要培养起饮食每日含盐量不超过6g的习惯。限盐措施年龄越轻，越要严格执行，年龄很大了，就可以放松一些。如年龄已超过80岁，如果原来喜吃咸的，一下不要降得太多，否则没有胃口，食量大减，得不偿失。所以也应区别对待，循序渐进。

预防高血压，控制体重很重要吗？

是的，很重要。近年来，随着经济的发展，人民生活水平的提高，吃得好了，吃得多了，出门乘车多了。现在体重超重、肥胖的也多了。超重的标准是体重指数（BMI）$\geq 24kg/m^2$，肥胖标准是$\geq 28kg/m^2$。我国大约4个人中有一个人超重，与1992年相比我国居民的超重率上升38.6%，肥胖率上升80.6%，农村居民的上升幅度超过城市，儿童、青少年的超重率和肥胖率也在不断上升。肥胖和体重超重是高血压的危险因素，肥胖或超重者的高血压患病率，明显超过体重正常者。请看我国的调查，30~39岁人群，体重指数在正常范围，高血压患病率为5.04%，体重指数属于超重者为15.03%，体重指数属于肥胖者为24.53%。50~59岁人群，体重指数正常者，高血压患病率是20.15%，体重指数属于超重者，高血压患病率是38.65%，体重指数属于肥胖者，高血压患病率是51.62%。从此可见，同一个年龄组中，随着体重指数的不断上升，高血压患病率也随着上升，男女都有这个趋势。所以控制体重，使体重保持或恢复到正常范围是可以减少患高血压的机会。

怎样控制体重呢？

体重与人体摄入的热量和消耗的热量的平衡密切相关。如果摄入的热量等于消耗的热量，那么体重不会增加，也不会减少，保持原来的体重。如果摄入的热量超过消耗的热量，那么体重就会增加。反之，如果摄入的热量少于消耗的热量，那么体重就会减轻。要控制体重，必须控制摄入的热量和消耗的热量。摄入热量的计算应该包括主副食品、饮料和零食，饮酒者还应该包括酒类。消耗的热量取决于人体的活动情况，包括工作的劳动强度，平时的体力活动以及运动锻炼等。不同体重的人，采取不同控制体重的方式。

体重正常的人，即体重指数在24kg/m²以下者，说明他的摄入热量等于消耗热量，可以继续保持这样的饮食方式，使体重指数继续保持在正常范围。

体重超重或肥胖者，怎样减肥？

体重指数 ≥ 24kg/m²的人，那就要采取摄入热量少于消耗热量的办法，要做到热量的负平衡，才能使体重降下来。具体办法有三种：①减少摄入热量；②增加消耗热量；③两者同时进行，减少摄入热量，同时增加消耗热量。

怎样减少热量的摄入？

具体做法可以这样。首先把三餐之外的饮料、酒类及零食戒掉，因为这些东西都是热量，这样做对身体的营养完全没有影响，相反对身体还有好处。观察体重是否能够下降，如果每月能减少1kg的话，那么就以这样的办法持之以恒，一年下来也可以减少12kg。超重多或肥胖的人，花2~3年时间，也能把体重降到正常体重指数的范围。

如果这样做了以后，体重仍不能明显下降，那么你的三餐饮食的总热量就要进行调整，包括主副食，慢慢地减少摄入的主副食的量。至于先减什么，怎么减，可以根据自己的情况，选择适合的方式。

怎样增加热量的消耗？

要增加热量的消耗，如果你的年龄不大，健康状况良好，心电图、心脏功能正常，那就可以进行适当的运动锻炼来消耗多余的热量。运动锻炼的方式，应该根据各人的不同情况，要每天做。有的人为了要体育锻炼，特地去买健身器材，但是也不每天锻炼，这样是不能够起作用的。增加热量消耗，并不是要花很多钱去买运动器材，也不一定要有很好的场地，可以因地制宜，运用不同的方式，争取各种机会来进行。

增加体力活动的时间，也有预防高血压的作用吗？

是的。近年来人们身体体力活动的时间减少了，表现为人群身体活动不足的人数明显上升。随着身体活动的减少，高血压的患病率也伴随着上升。根据我国2002年的调查报告，成年人业余静态生活时间为2.5小时（男性为2.7小时，女性为2.4小时；城市为3.2小时，农村为2.2小时），经常参加锻炼的人数中，中年人最少，参加体育锻炼的人，青壮年人群较少。身体活动不足，业余静态生活时间（用于看电视、阅读、使用电脑和玩电子游戏等的时间）越长，其体重指数越高，血压越高，血脂、血糖也越高，高血压患病率也明显增加。静态生活时间每天超过4小时者与每天不足1小时者相比，超重/肥胖患病率增加1倍，高血压增加18%，糖尿病增加50%，高胆固醇增加80%，高甘油三酯增加70%，其中看电视时间关系最为密切。每天看电视时间4小时以上者与不足1小时者比较，高血压患病率、超重/肥胖、高胆固醇、高甘油三酯和糖尿病都明显增加，所以要预防高血压，增加身体体力活动时间很重要，尤其是坐着工作的人，更要在业余时间多进行体力活动，白天在工作时已经坐得多了，业余时间就要多活动，这样患高血压的机会就会减少。

粮食类主食吃得太少，容易患高血压，是吗？

是的。调查研究发现，每日粮食类主食的摄入量≥600g者，与每日粮食类主食摄入量<200g者相比，高血压的危险性减少19%，高胆固醇减少

66%，高甘油三酯减少17%。所以要预防高血压，就要增加米饭、面类等主食，减少动物性食品。必须调整饮食结构，使之合理化。近年来随着经济收入的增加，人们的饮食中动物性食品增加了，粮食类的主食减少了，这是不利于健康的。现在不少40岁以上的中年人，甚至还有30多岁的年轻人士，除了早餐在家中吃之外，午餐、晚餐都在餐馆宴席中完成，菜肴大都是动物性食品，脂肪含量也高，再加上酒类饮料、不吃米饭、只吃少量面类点心，这样的饮食，粮食类的主食太少了，容易产生高血压，应该改变这种饮食方式，提高米、面类主食的比重。

怎样预防高血压的并发症？

高血压并发症有脑卒中、心肌梗死、心力衰竭和肾功能衰竭。那么怎样预防呢？

（1）首先要控制高血压。要做到早发现，早诊断，早治疗。治疗的高血压患者，血压要达标。这样才能取得最好的效果，才有预防高血压并发症的作用。

（2）不吸烟。

（3）不饮酒。

（4）保持正常体重。

（5）增加体力活动。

（6）饮食结构合理。

（7）心态平静，不发脾气。

（8）有血脂异常或糖尿病，必须同时治疗。

不吸烟对预防高血压并发症很重要吗？

是的，非常重要。高血压患者还在吸烟，那么其发生并发症的机会就要增加。无论是发达国家还是发展中国家，吸烟都是心血管疾病的重要危险因素，又是导致死亡的重要原因。

我国曾经对吸烟与健康的关系进行研究，结果显示吸烟开始的年龄越早，死亡率越高，20岁以前开始吸烟的吸烟者，在4个吸烟者中有一个死亡与烟草有关的疾病。吸烟使脑卒中、心肌梗死等发生率增加。吸烟之外，如果还有其他危险因素，如血脂异常、糖尿病、超重/肥胖，则发生高血压并发症的机会更是大大增加。吸烟者比不吸烟者心肌梗死的发病危险增加137%。

吸烟者，降压药的治疗效果也会降低，所以吸烟者，一定要戒烟。

什么是被动吸烟？

被动吸烟是指不吸烟者吸入别人吸烟时所产生的烟雾，包括吸烟者呼出来的烟和从香烟直接燃烧出来的烟。被动吸烟也有叫"侧流吸烟、第二吸烟者或吸二手烟"。被动吸烟暴露称为环境烟草暴露，或吸"二手烟"。所以吸烟者不但危害自己，而且造成更多的人被动吸烟。我国15岁以上人群有53%遭受被动吸烟危害，57%的女性、60%生育年龄的妇女都遭受被动吸烟的危害，82%的人在家里遭受被动吸烟的危害，37%在工作场所，67%在公共场所遭受被动吸烟的危害，看来被动吸烟的危害在家庭中最多。烟草烟雾是由复杂的有机物、烟草加上各种添加剂和纸在高温作用下产生的，这种烟雾是由很多种气体和微粒组成，包括很多能引起组织炎症、致癌和其他危及身体健康的有毒成分，一氧化碳和尼古丁是导致心血管病的元凶。

不饮酒对预防高血压并发症重要吗？

是的，很重要。酗酒是引起脑卒中的危险因素。酗酒后脑出血的发生率增加。过去的高血压防治指南认为少量饮酒对冠心病有好处，尤其是饮低度酒，如葡萄酒有好处，所以不少高血压患者都不想戒酒。但是这些资料来自国外的发达国家中的白人，不是我国的资料。他们国家的高血压患者的并发症主要是心肌梗死，发生率大大超过脑卒中。而我国高血压患者的并发症正好与他们的病人相反，主要是脑卒中，发生率远远超过心肌梗死，所以我们要结合我国高血压患者发生并发症情况，提出我们自己的策略，要提倡不饮酒。

饮食结构合理也能预防高血压并发症吗？

是的。不合理的饮食结构，会使患者体重超重或肥胖，使血脂升高，血糖上升，发生糖尿病和痛风。如果血压的水平只是轻度，危险程度也只是低危或中危，是不大容易发生并发症的，但是有了这些合并的疾病，就使危险程度提高到高危或很高危。就是说变成很容易发生并发症了。近年来，经济收入不断提高，照例说，经济收入高能使饮食更加好，使健康水平提高，但是现在的情况不完全如此。一些人为了满足口福，喜欢吃的，吃得很多，不喜欢吃的，很少吃甚至不吃，结果是动物性食品过多，脂肪摄入量太高，糖类例如米、面类主食很少吃，蔬菜吃得很少或甚至不吃。在大人的影响下，孩子也仿效父母的饮食习惯，不大喜欢吃蔬菜，造成偏食。现在有的家庭，父母与儿子三人都是体重超重或肥胖。有一个孩子，高中毕业时血压升高，来就诊。因为是独生子女，十分溺爱，希望他吃得多，长得高。结果是一餐可以吃5~6块大排，蔬菜基本不吃。身体倒是长得很高，有1.8m。可是体重已达95kg，大大超重，大夫给他算了一下，体重指数是$95/1.8 \times 1.8 = 95/3.24 = 29.3$（$kg/m^2$），已经达到了肥胖的标准。如果这样下去，不加改变的话，今后还会出现高血脂、高血糖、高尿酸等的三高、四高、五高的病态。现在年龄还小，当然还不会卒中，但是这种现象继续下去，是要提早发生冠心病、心肌梗死或卒中的。所以说，饮食结构合理就能防止超重或肥胖，不但能预防高血压、冠心病、高血脂、高血糖（糖尿病）、高尿酸（痛风）的发生，还能预防这些疾病的并发症。

心态平静，不发脾气，也能预防高血压并发症吗？

是的。如果没有高血压，也没有血脂异常，没有糖尿病。就没有会引起脑卒中、心肌梗死的疾病，也没有其他的心血管病危险因素。年龄很轻，发发脾气是不会发生脑卒中或心肌梗死的。但是如果有高血压，危险程度评级属于高危或很高危的患者、年龄也比较大、情绪激动就会促发卒中。生活中常听说邻居因为吵架，发生卒中的病例。所以保持心态平静，避免过分激动等情绪的剧烈波动，非常重要。因为情绪不稳定、大喜大悲、发脾气等都会诱发血压的剧烈上升，从而促使脑卒中或心肌梗死的发生。

预防高血压并发症，治疗血脂异常和糖尿病也很重要吗？

是的，很重要。因为高血压患者，如果合并血脂异常和糖尿病，发生并发症的可能性就大大增加。患者是一个整体，所以要同时治疗。

患者和医生的良好合作重要吗？

是的，患者与医生的良好合作十分重要，如果患者不按医生的医嘱服药治疗，那么高血压怎么能够得到有效控制呢？即使医术高超的医生，高血压的治疗经验很丰富，他提出的治疗用药方案和戒烟、控制体重以及合理的饮食生活方式等非药物措施，都是要靠患者去执行。如果患者只是到医院取些药，按自己的经验用药，高血压是没有办法得到有效控制的。

有些患者会忘记服药，血压升高时又突然加大剂量，所以降压药品种虽然没有变，但剂量时多时少，没有按照医生的用药方案执行，这样自然血压控制不好。

还有一种情况是，患者几次看病，开的降压药并不完全相同。每次门诊都不是用完药后才去看病，所以家里存有好几种降压药，于是就根据自己的经验和药品说明书上的内容，自己配伍用药。结果，有的同类药重复，有的两种不能合用的药物在一起使用。例如有的患者既服珍菊降压片又服复方降压片，有的患者既服安内真（这是商品名，它的通用名是氨氯地平），又服硝苯地平等。这样的例子不少。

还有的情况是只服用医生开给的降压药，对于其他的非药物措施根本不执行，如戒烟、控制体重等。几个月前体重是90kg，几个月后，不但不减，反而增加2kg。戒烟更是不肯做到，常找出诸如"我要做生意，不吸烟、不喝酒不行"等的借口。

这种没有和医生很好合作的患者，高血压往往没有达到控制。要血压达标，必须患者同医生很好配合。

预防高血压要从儿童期开始，是真的吗？

是的。现在已有调查研究发现，预防高血压要从儿童开始。即从儿童时期起即要培养起健康的生活方式，少吃零食，不吃或尽量少吃世界卫生组织定义的"垃圾食品"。要控制体重，不要超重，更不要肥胖。

有这样一位患者，今年30岁，体重109kg，身高175cm，体重指数达30kg/m^2。已经大大超过28kg/m^{2}的肥胖标准。问他是什么时候体重超标的？平时饮食怎样？他说在青少年儿童时代吃得特别多，一顿可以吃一只蹄髈，两大碗饭。就这样，体重很快达到如此水平。现在他虽然在减肥，但是像他这样的体重，要减肥，难度确实很大。像他这样的情况，并不是只有他，类似的情况不是个别的。现在大多是独生子女，家长钟爱有加，从小就鼓励子女多吃点，吃好点，又不让做家务，只要好好读书，人长得高一点，书读得好一点，考上重点中学、著名大学，热门专业，以后可以出人头地，赚大钱，当大老板，做大款。结果呢，饮食中摄入的热量大大超过生长发育的需要，而且动物性食品特别多，造成饮食成分不合理，脂肪摄入量大增，加之体力活动又少，不肥胖才怪呢。近年来儿童青少年的超重或肥胖率不断上升，血压水平也随之上升。预防高血压从儿童期抓起是非常正确的。许多生活习惯、健康生活方式的养成，都要在儿童期做起。培养成功后，对预防高血压非常重要。如果在儿童期，养成不良的习惯，以后要改就难了。

为什么要提倡戒酒和不饮酒呢？

饮酒会使血压水平升高，卒中发生率增加，而且削弱服用降压药的疗效。应该提倡不饮酒，已经饮酒者，要劝说戒酒。限酒在实行时，往往不能切实执行。你如果饮酒，总有些朋友会来劝酒。你不饮，是不尊重人家。结果不是限酒，而是变成酗酒了。

原本体重正常的人，如果再饮酒，增加摄入热量，容易使体重失控，变成超重。已有超重的人就会变成肥胖。这些都不利于高血压的防治。

良好的生活习惯应该包括哪些内容？

良好的生活习惯应该在儿童时期养成的，家长的生活习惯又是子女的楷模，所以要使儿童养成良好的生活习惯，父母的榜样是非常重要的。

良好的健康的生活习惯包括以下几个方面：

（1）按时睡觉起床，保证每天8小时睡眠。这一点看来很简单，但是实行起来可不简单。例如，每晚10时上床睡觉，早晨6时起床，家长首先要做到。家长做得怎样？晚上有感兴趣的电视剧、球赛等，往往会看得很晚，如果家长自己做不到，能叫子女做到吗？

（2）三餐要按时。和上床睡觉的时间一样，有的家长自己也做得不好。

（3）饮食要合理，荤素搭配，主副食搭配都要合理，要多吃些新鲜蔬菜。

（4）不吃零食，特别是甜的零食饮料等更不能多吃。报纸杂志、广播、电视都在宣传，吃零食不好。世界卫生组织也在提醒人们不要吃"垃圾食品"。家长中，特别是母亲，晚上一边看电视，一边吃零食，子女会不照样做吗？

（5）运动锻炼。经常进行，持之以恒。

建立良好的生活方式，必须全家所有成员一起做，互相监督，才能收到实效。

超重者可以吃零食吗？

不可以吃。因为所有的零食，尤其像糖果、巧克力、甜的饮料等，都含有热量，有的热量还很高。超重者就是因为长期来，摄入的热量大于消耗的热量，所以才慢慢重起来。再不注意，就会向肥胖标准冲，大家都学习过物理化学的能量不灭定律，科学的减肥方法就是要把摄入的热量减下来。一日三餐不能不吃，第一步就应该先减三餐之外的热量摄入，当然就是零食了。不吃零食有什么坏处呢？一点也没有，对健康有好处，又可节约金钱，何乐而不为呢？超重者快快戒掉吃零食的习惯吧！

血压波动大的患者，为什么首先要避免情绪剧烈波动？

经常有患者来信咨询，其中很多是这样的问题，我的血压波动很大，怎么办？当然引起血压波动的因素很多，有的属于治疗用药不恰当，或者是某些疾病等其他因素。但是其中很重要的一点是患者情绪容易激动，遇一点小事就发脾气。这样的性格，治疗用药都很恰当，平时血压也很正常，但在情绪剧烈波动时，就会使血压波动上升，在发脾气时更会剧烈升高，而血压一旦上升，又很担心，担心卒中。希望能吃一点降压药，把高血压迅速降下去。

降压药也不是一吃下去，就立即降压的，也要花上10~15分钟，开始产生降压作用，而且降压作用持续时间也要4~6小时。平时血压正常，情绪激动发脾气时，血压瞬时升高。脾气过后，情绪稳定下来，血压又会降到原先水平。加服了降压药，到情绪稳定后，这时正是服下的降压药，降压作用最明显的时候，那时血压也许会降得太低。所以患者应该从自己身上下功夫，不要发脾气，加强自己的个性修养。不如意、看不惯、不合理，甚至很气人的事情，总是会出现的，应该以平静的心态，以文明礼貌的态度处理各种事情。

运动锻炼需要持之以恒吗？

运动锻炼对预防高血压及其并发症很重要。

运动锻炼的关键是要去做，而且要持之以恒。运动锻炼要每天进行，不能"三天打鱼，两天晒网"。不少人认识了运动锻炼的好处，还买了健身器械，但是不是每天坚持，天天做。有空时才做，平时工作忙就不做了。周末休息时才做，工作日工作忙，没有空就不做。做的时候往往时间很长，不做时几天不做。这样的运动锻炼，就不能起到应有的作用。要打"持久战"，不能打"游击战"。要有恒心，要有毅力。运动锻炼书刊上都提出至少每周5次，每次要30分钟，最好每天都做。时间从5~10分钟开始，慢慢增加。工作很忙的人，可在临睡前1小时进行，这样就有时间保证了。已退休的老年人，可根据自己情况，安排什么时候进行，但是饭后至少1小时内及清晨不宜运动锻炼。

定期测量血压很重要吗？

是的，很重要。国家卫健委心血管病2012的报告，估计我国已经有2.7亿高血压患者，且每年以1000万的速度增加。数字多么惊人啊！全世界人口超过2亿的国家，为数不多。现在好像只有美国、印度和中国3个国家。过去苏联人口超过2亿，现在俄罗斯人口还不到2亿。每年增加1000万高血压患者，这1000万又是怎样的数字。全世界人口在1000万以下的国家，比比皆是。但是我国高血压的知晓率是很低的，只有30%。2004~2005年调查结果，高血压的知晓率提高到48.5%。2015年的知晓率是51.6%，但是还是明显低于美国。

发现高血压后，才能治疗。要尽早发现高血压，就只能通过定期测量血压。没有高血压的人至少一年测量一次血压，这样就能够及时发现，及早治疗，取得较好的治疗效果，才能够有效地防止高血压并发症的发生。年龄比较大的中老年人则应该半年测量一次血压。有高血压的患者，在服用降压药治疗时，更需要定期测量血压。

为什么要定期检查血糖、血脂、肾功能、血尿酸和心电图？

随着社会经济的发展，人民生活水平的提高，不但高血压患者快速增加。高血糖（糖尿病）、高血脂、高尿酸血症（痛风）、冠心病和肾功能受损的患者也在不断增加。尽早发现这些疾病，就需要测定血糖、血脂、血尿酸、肾功能和心电图检查。其实这些检查，在基层社区医院都能够做，而且价格也不贵。国内外的高血压防治指南中，早已经把心电图、血糖、血脂、肾功能和尿酸列为常规检查项目，所以不能节省。没有高血压的人，也必须定期测定这些项目。目的是可以早期发现这些疾病。没有高血压的中老年人，即使自己觉得很好，没有什么不舒服的感觉，也应该每1~2年去做这样的测定和检查。如果能够每1~2年做一次体格检查就更好了，一般的体格检查都包括这些项目，有利于早期发现这些常见病。

没有科学根据的广告宣传，可以相信吗？

现在的书刊、广播、电视等文化传媒中，广告遍地皆是。有的报纸几乎一半以上的篇幅都是广告，广而告之，公布一些信息给广大人民群众。这原本是件好事，但是有不少广告，不是夸大宣传就是弄虚作假。互联网上曾有一条广告，说"高血压有根治的办法了"，不必长期服用降压药了，就是结合基因治疗的方法，并说降压药都有毒，长期服用就等于在服毒。这简直就是无稽之谈。但是，普通高血压患者不是专家，如何分辨真假？其中就有些人误信上当。有的患者比较谨慎，来医院门诊时，询问医生专家。

在此提醒患者及其家属，遇到这类问题，一定不要轻易相信，应到医院有关科室咨询医生，以免上当受骗。

治疗效果没有科学根据的药物，可以应用吗？

不可以应用。现在宣传治疗疾病的药物，方法多种多样。在很多医院门口，常常有人来散发这类宣传单。有治疗高血压的，也有治疗其他疾病的。他们散发的药品单，在国内外的正式科学书刊中，都没有它们的名字，也没有它们的临床应用文献。单中所说的根据，或引用的文献资料，都不是正式的科学文献，有的是他们自己随意编造的。警察来驱赶时才走，不知道骗了多少人。有的还说，他介绍的药，服用3个月，就能治愈高血压。在门诊中常碰到这样的患者，用了那些人的药，花去不少钱，根本没有效果，才知道上当了。奉劝患者，要相信科学，按科学规律办事，才不会上当受骗，延误病情，有病一定要到正规医院诊治。

怎样才能做到高血压患者早发现，早治疗，早达标呢？

要做到早发现高血压患者，必须测量血压。那么怎样才能做到呢？

（1）国家卫健委几年前曾经号召布置过，要求各医院不管是看什么病，都给患者测一次血压。可能是因为有些科室的工作较忙，患者较多，该项工作执行不大理想。有的医院在门诊大厅中设置"自动血压计"，来门诊的患者都可以自己去测量。只要按一下按钮，很方便。老年人如果不方便操作，可以请医务人员帮助，都是免费的。

（2）现在正在工作的职工，有些工作单位每1~2年对职工进行体格检查，不要放弃，体格检查是都要测量血压的，可以及时发现高血压患者。

（3）单位没有组织职工体格检查的，如果有其他疾病或者是伤风感冒去医院看病，主动请医生给你测量一次血压。

（4）退休职工有的单位也定期（约2年1次）对其进行体格检查一次。

如果没有这些机会那么可以到居住地附近的社区医院或医疗服务中心去测量血压。每年至少测量一次。最好是夏天一次，春秋天一次，冬天一次，这样更容易早期发现高血压。

（5）发现高血压后就要去医院门诊，服从医生的诊断，该检查的就要检查，诊断明确后，就要开始服用降压药，使血压达标。

2002年全国的调查资料，知晓率只有30%，治疗率只有24.7%，控制率只有 6.1%。2004~2005年的调查结果，知晓率是48.4%，治疗率是38.5%，控制率是9.5%，2015年调查结果是知晓率是51.6%，治疗率是45.8%，控制率是16.8%，在逐渐提高，这是可喜的现象。但是仍明显低于美国。其实要做到早发现、早治疗、早达标，并不困难，费用也不高。只要人人重视，人人认真执行，都能做到。如果不是早发现、早治疗、早达标，到病情发展到严重阶段，发生并发症，甚至到中风后再治疗，就太晚了。

直系亲属中有脑卒中、心肌梗死者（年龄在50岁以下），要注意什么呢？

要更注意高血压的治疗，因为高血压与遗传有关。它的并发症脑卒中、心肌梗死也与遗传有关。

如果你有高血压，父母亲中有一人或二人在50岁前发生脑卒中、心肌梗死，这样你发生高血压并发症的机会，就要比父母亲中没有发生脑卒中、心肌梗死的要大得多。遗传的影响是不能改变的，所以你对高血压的控制，就要特别严格。此外，有这类家属史的患者患继发性高血压的可能性比较大。定期门诊，按医生的治疗方案用药，使血压始终保持在正常水平，一点也不能疏忽，同时对促使发生脑卒中、心肌梗死的其他危险因素，也要防止其出现。例如，吸烟是危险因素，就不能染上吸烟恶习。已经吸烟的，要立即戒烟。要保持正常体重指数，超过了或已达超重/肥胖标准，那就要逐渐把体重降下来。此外要适当运动锻炼，注意饮食合理化，定期检查血糖、血脂、血尿酸及肾功能和心电图。如果你尚年轻，没有高血压等疾病，也要比其他同龄人更多地测量血压、测定血糖、血脂和心电图检查。但是也不要过分担心，虽然遗传有影响，且不能改变，但遗传不是唯一的决定因素。只要你认真做到上面的要求，就能够防止发生脑卒中和心肌梗死。

高血压患者可以搓麻将吗？

不可以。现在有些高血压患者，尤其是老年退休患者，空闲时间较多，往往几个人集合在一起搓麻将，消磨时光。但是搓麻将时，特别是有赌博性质的搓麻将，会引起情绪的剧烈波动，从而引起血压的上升，而引起卒中或心脏病发作的并不少见。严重者因而丧命的也有报道。搓麻将的时间太长，还会影响平时规律的生活作息。

所以应该放弃搓麻将，用其他的方式消遣。例如看看书报、学学书画、外出短途旅游等。

高血压患者在清晨进行运动锻炼，合适吗？

不合适。经常运动锻炼好处很多，能够防病强身，没有病的人也有保健作用，使老年人手脚灵活，延年益寿，提高老年人的生活质量。所以，经常锻炼的人，尤其是退休的老年人特别多，公园内、广场上都可见成群的人在锻炼。一般的锻炼都在清晨进行，传统都是这样。虽然现在有些报纸杂志都在宣传劝诫人们，不要在清晨进行，但收效甚微。可见传统的习惯，要改变也难。

为什么要规劝人们不要在清晨运动锻炼呢？因为根据近年来的调查研究，发现高血压患者的血压最高的时间，在清晨起床后的2~3小时期间。这段时间内发生卒中或心肌梗死的也最多。所以现在的书刊都劝说运动锻炼不要在清晨危险的时间进行，避免促发卒中或心肌梗死。

有人会说清晨空气好，现在的调查研究发现，清晨的空气并不是很好，尤其是有树木的公园里。因为在白天，树木在阳光下，进行光合作用，吸收二氧化碳，呼出氧气，所以空气好。可是夜里，情况正好相反，也是吸入氧气，呼出二氧化碳，所以早晨空气是不好的，倒是下午2~3点钟时最好。如果你在清晨进行运动锻炼的话，赶快改掉吧。如果你已经退休，可以放在下午3点钟左右进行。如果你还在工作，下午3点还在工作，没有办法锻炼，可以放在临睡前1小时进行。试试吧，会习惯的。

高血压患者在饭后进行运动锻炼，合适吗？

不合适。清晨进行运动锻炼不好，饭后进行锻炼也不好。因为吃完饭后，胃肠消化系统对食物进行消化。这时需要大量的血液供应，帮助胃肠消化系统的工作。如果这时再去运动锻炼，运动时全身的肌肉需要大量血液供应。身体的血液容量是固定的，这里的血液量多了，那里就要少了。所以如果饭后进行运动锻炼，就要抢胃肠消化系统的血液，使其血液供应减少。久而久之，会引起消化不良，营养吸收功能减退，也许还会引起胃肠消化系统的疾病。同时饭后进行运动锻炼，需要大量血液供应，饭后胃肠消化系统工作繁忙，也需要大量血液供应。心脏被迫加倍工作，使从心脏流出来的血液，能满足这两方面的需要。对已有高血压的患者来说，对心脏是一个很大的负担。患者年轻一点，心脏功能正常的话，也许尚能胜任。如果患者年龄较大或心脏功能已经不大正常，这样的负担可能承受不起，会对心脏造成不良的后果，伴有冠心病的高血压患者更要注意。曾经有过这样的报道，高血压或冠心病患者，饭后运动锻炼，引起心肌梗死，抢救无效而死亡。

所以饭后绝对不能进行运动锻炼，即使是年轻的健康人，饭后运动也是不好的。赶快换时间吧，记住饭后至少1小时内不要进行运动锻炼。

高血压患者可以在饭后立即洗澡吗？

不可以。如前所述，饭后胃肠消化系统需要大量血液。洗澡时全身皮肤血管扩张，大量血液流向这些部位，势必要同胃肠消化系统抢血液，这与上面所讲的饭后进行运动锻炼一样，对心脏，对消化系统都是不利的，应该避免。曾有患者因饭后立即洗澡，而发生心肌梗死，抢救无效而死亡。

所以高血压患者，尤其是老年高血压患者，一定要避免饭后立即洗澡，洗澡至少要在饭后1小时以后，以避免发生意外。年轻的健康人，饭后立即洗澡，也是不好的。

高血压患者可以吃鸡蛋吗？

可以吃的。鸡蛋营养丰富，但是大多数的高血压患者都认为，鸡蛋含胆固醇高，是引起高血压、动脉粥样硬化、冠心病、脑卒中等疾病的罪魁祸首。老年高血压患者往往把鸡蛋与高胆固醇等同起来，认为吃鸡蛋就会产生血胆固醇升高，胆固醇升高，就会使血压升高，动脉就会硬化，接着冠心病、心绞痛、心肌梗死、脑卒中等就会接踵而至。这样的概念是错误的。

血胆固醇低是不是好呢？

血胆固醇太低是不好的。事物总是有正反两个方面，血胆固醇水平也是一样，太高了容易引起动脉硬化，但是太低了也不好。国外曾经有过调查研究的报道，发现人群的血胆固醇水平高的，发生心肌梗死、脑梗死的比较多。但是人群血胆固醇水平过低的，发生脑出血和癌肿的比较多。所以人体血胆固醇过低，也不是好事情。人体内合成类固醇激素，如性激素等，必须有胆固醇。没有胆固醇，性激素无法合成。总之，胆固醇是人体生命活动中许多重要物质合成的要素。我们的饮食中不能没有胆固醇，实际上，也不可能做到我们的饮食中，一点胆固醇都没有。

高血压患者可以吃肉吗？

可以吃的。肉包括猪肉、牛肉、羊肉、鸡肉、鸭肉等。我国人民主要是吃猪肉，说肉，一般就是指猪肉。那么，高血压患者可以吃肉吗？

猪肉也是食品之一，没有不可以吃的理由。高血压患者不要吸烟，不要饮酒，不要吃零食，没有书刊说不能吃肉。问题是饮食要合理，合理就是各种食品的量有一定的比例，例如，脂肪占多少，蛋白质占多少，糖类占多少。

世界卫生组织推荐的理想膳食成分以及营养学会或一些关于营养的书刊，对我国人民合理饮食的这三种成分比例建议为：脂肪占30%，蛋白质占12%，糖类占58%。所以说没有禁止吃肉，只是脂肪不要超过总热量的30%。高血压患者也一样，如果体重正常，没有高脂血症，没有糖尿病，没有肾脏疾病的话，也应该用正常人的饮食规格。

记得曾经给高血压病房中的患者讲课，有一位患者问到高血压患者是否可以吃蹄髈。这位患者很喜欢吃肉，尤其喜欢吃蹄髈。据后来其他患者反映，当听说高血压患者可以吃蹄髈后，他几乎天天叫家人送来蹄髈，天天吃。这样做就不对了，可以吃，但不能天天吃，不能没有限量地吃。猪肉不是坏东西，高血压患者可以吃，但吃的量要合理。

高血压患者可以饮用牛奶吗，牛奶有什么好处？

高血压患者当然可以饮用牛奶。上面已经讲过了，牛奶鸡蛋是传统的营养佳品。为什么这样说呢？大家都知道，婴儿出生以后的一段时间内，完全是依靠母亲的乳汁，哺养长大起来的。如果母亲没有奶，或者因为某些原因，而不能给婴儿哺乳，那么就用牛奶代替，也取得了几乎同样的效果。由此可以证明，牛奶的营养是多么好，所含有的营养成分又是多么的完全。

牛奶营养丰富，所含有的营养成分，合理、完全、符合人体的需要，而且容易被人体吸收。牛奶含有人体生长发育必需的各种氨基酸，牛奶中赖氨酸、色氨酸、苯丙氨酸、亮氨酸、异亮氨酸、苏氨酸、蛋氨酸、缬氨酸等8种必需氨基酸的含量齐全，比例适当，属于完全蛋白质，是人体最佳蛋白质来源。

牛奶中除了蛋白质外，还有脂肪，牛奶脂肪含量一般为3%左右。牛奶中脂肪呈乳化状态，以脂肪球的形式存在，平均直径只有2.5μm，人体摄入后不需要消化液乳化，就可以直接吸收。牛奶脂肪中除了含有14个碳以上长链不饱和脂肪酸，如DHA、EPA外，还有少量磷脂，包括卵磷脂、脑磷脂、神经鞘磷脂。

乳糖是牛奶中特有的糖类。乳糖除了提供能量以外，还被认为除维生素D以外，又一个促进钙吸收的因子。牛奶中含有许多种维生素，对维持人体正常的生理活动，十分重要。牛奶中钙含量丰富，1ml牛奶中含有1mg人体能吸收的钙。牛奶不但是含钙量高，而且容易吸收，这一点是其他食品所不能比的，饮用牛奶是人体补充钙的最好方法。而且近年来，人们的血尿酸水平在上升，高尿酸血症或痛风的发生率也在不断上升。但是饮用牛奶不会引起血尿酸水平的升高。高血压患者完全可以饮用牛奶。每天饮用一瓶（250ml）牛奶是有利的，没有一点坏处。

国外是怎样鼓励饮用牛奶的？

美国曾搞过"一杯奶运动"。日本二次世界大战后，曾经提出"一杯奶强盛一个民族"的口号。现在日本人的身高和体重以及其他的体质指标都有很大的提高。可能就与他们国家大力提倡普遍饮用牛奶有一定的关系。在印度，政府为了帮助农民发展乳业，发动了所谓的"白色革命"。由此可以知道牛奶对人民健康的重要性。

每天保证有充足的睡眠，很重要吗？

是的，很重要。现在工作紧张、学习紧张、生活节奏快、压力大，不少人有失眠，也有不少人很晚才能睡觉。睡眠时间不足是很不好的，不但对高血压患者来说是这样，即使是健康的正常人，长期睡眠不足，会降低人体抵抗力、免疫力，容易诱发疾病。对于青少年来说，为了学习，为了考上理想的重点中学或名牌大学，长期开夜车，无法保证每晚 8 小时睡眠，也会影响健康，影响青少年的生长发育，后果是很不好的。身体搞垮了，什么事也做不成了。以前我们常说，身体是革命的本钱，而保证每晚充足的睡眠是保持健康的必要条件。

常听到高血压患者讲，在服药过程中他们的血压一直很正常。头天晚上看电视，看得晚了，上床后还很兴奋，睡得很不好，第二天血压就升高了，可是降压药并没有减少。这就是睡眠不足造成的影响。一天睡眠不足就能如此，试想如果经常睡眠不足，甚至长期失眠，后果会有多严重。

所以一定要睡得好，睡得足，保证充足的睡眠时间和质量。

但是要注意，睡得太多，睡眠时间太长，也不一定对健康有利。

高血压患者有便秘，怎么办？

高血压患者尤其是老年高血压患者和女性高血压患者，往往有便秘。如果你有便秘，排便时用力屏气，会使血压升高，这时可能会诱发卒中。所以高血压患者一定要保持大便通畅。

便秘不是天生的，也很少由疾病引起，绝大部分都是不良的排便习惯造成的。例如，男性患者往往喜欢在大便时抽烟、看报，每次排便都在马桶上坐很长时间，久而久之就容易造成便秘。另外，饮食太过精细，缺乏纤维素，蔬菜吃得太少，甚至不吃，女性患者从小没有养成按时大便的习惯，凡此种种，都会形成便秘。所以要从小就要养成良好的排便习惯。

如果原来大便一直正常而现在出现大便秘结，本来每天一次，现在 2~3 天一次，对于高血压患者来说，这时你就要注意了。检查一下你服用的降压药，其中是否有可乐定（clonidine）或维拉帕米（verapamil），这两种降压药容易引起便秘。如果确实是降压药引起，就要换用其他降压药。如果原本已有大便不通畅或是有便秘倾向的患者，更要避免使用这两种降压药。

不是降压药，高血压患者有必要服用吗？

最好不要服用。有些患者服了不少药，但是仍旧没有将血压降至正常水平。来医院门诊时，询问病史，他确实服了4~5种药，但是降压药只有1种或2种，其他3、4种药都不是降压药，都是些所谓"软化血管""降低血黏度""对心脏病有好处""对血管有保护作用"等的辅助药或保健性质的药品，这样的药物组合，自然无法将血压降至正常水平。经过调整和复诊几次，结果只服用了2种降压药的联合应用，就将血压降至正常水平了。半年后复诊时，血压也正常。这位患者说，少服了几种药，省了不少钱，没想到血压反而正常了。其实，他的高血压并不顽固，只是降压药的剂量不够。要防止高血压的并发症，最主要的是要把血压降下来，把它降到正常。如果血压降不下来，防止高血压并发症就是一句空话，这是全世界所有专家的共识。所以降压药必须用足，保证血压正常。如果血压没有达标，其他没有降压作用的辅助药或是保健性质的药，服用得再多，也无法防止并发症的发生。

同时服用过多的药物，药与药之间会在体内互相干扰，降低药效，甚至引起不良反应。如果你还有血脂升高，也要用药，这是治疗必需的。单是这些药就已经很多了，再用其他没有降压作用的药物就太多了。

像上述这位患者的情况现在很普遍，有些患者还听不进这些忠告，不愿减少用药，认为医生不开给他这些药，是为医保省钱。希望大家能够明白，多服没有降压作用的其他药物，对于高血压病是没有多大好处的。看来我们的媒体应该加强这方面的宣传。

高血压患者为什么在节日易产生血压波动？

现在节日很多。除了周末的两天休假外，还有好几个节日，近年来还增加了几个长假。许多人趁此期间安排各种休闲活动，探亲访友，旅游会餐等，丰富多彩。节后，高血压患者来复诊时，发现节前血压控制得很好的患者，节日后有不少患者血压升高了。这是什么原因呢？

有一位患者，年龄70岁左右，经济和住房条件很好，一年来血压控制得不错。但是过了春节，在复诊时以及复诊前，已发现血压升高。服药并没有忘记，那么是什么原因呢？患者自己也知道，春节期间，来家的亲友比较多，家里闹哄哄的，同时还要外出，去聚会，去会餐。患者原来的生活作息规律，都被打乱了，不能按时就寝，弄得很疲劳。

又有一位患者，年龄不是很大，尚在工作，平时血压控制得比较好。春节时不但大年夜守岁，而且还要出去探亲访友，迎接亲友来访，外出会餐等，搞得十分忙碌。据他说，比在工作时还疲劳。生活没有规律，平时按时服药的规律也被打乱了，往往忘记服用降压药，其结果可想而知。一次自己测量血压，发现血压升得很高，惊恐万状，而来复诊。

从上述两位患者的情况，就可以知道，高血压患者在节日产生血压波动的原因了。

高血压患者怎样预防节日的血压波动呢？

节日大家都要过，高血压患者也不例外。在过节日时要注意的是，一定要坚持平时的生活作息规律。外出探亲访友，要按时回来，不要太晚，影响准时就寝。一般来访问的客人，也大多知道主人有高血压病，不会待得很晚，到时会主动告辞。

外出旅游，日程安排不要太紧张。如果参加旅游团，最好与老年人或也有高血压、心血管病的人组团在一起。这样体力相仿。如果要爬山，那么就要考虑自己的体力和心肺功能。有的风景点在3000m以上，会有高原反应。高血压患者，尤其是老年人，最好不要上去，以防不测。如果已经退休，不做工作了，平时休息的时间很多，旅游最好不要挤在长假期间，可以在长假前或长假后。这时风景点人不多，住宿等也都容易安排，价格会比较便宜。主要是你会比较轻松，玩得也会很愉快，可能对你的病和你的身体健康也会有所帮助。

在节日期间，虽然自己已经很注意了，但是与平时多少总有点不一样。这时很重要的一点就是要按时服用降压药，不要忘记。降压药最好是用一天只需服用一次的长效降压药。

外出旅游前，最好到你平时一直看病的医生处去门诊咨询一次，征求医生的意见。医生会根据你的病情，身体健康情况和心肺功能，给你一些有用的建议。

总之，高血压患者只要自己注意，完全可以愉快地过好节日。

高血压患者用空调，会影响血压吗？

会的。

夏天空调温度不要调得太低，从室外进入空调房间，血压会上升。现在我们夏天开空调，国家号召不要调到26℃以下。如果气温是35℃高温，室内外温差要9℃，如果气温是36~38℃，那么室内外温差要10~12℃。如果空调开得过低，有些年轻人喜欢凉快，开到24℃，甚至20~22℃也有，那么温差就更大了。室内外温差在10℃，就相当一个季节。而且从室外立即进入空调房间，比寒流来的气温降低更快速。血压轻度升高的高血压患者，冬天降压药服得也不多，夏天可能不需要服药，血压依旧正常。但是你从室外35~36℃的高温中，急速进入室内，室内温度只有25~26℃，等于温度突然下降10℃，血压也会突然升高。

冬天的情况与夏天正好相反。如果空调温度在20℃，而室外气温在5℃，那么室内外的温差是15℃。如果你从室外立即进入有空调的室内，温度一下子上升15℃，血压就会下降。

大家都知道高血压患者的血压的突然升高，会增加高血压的并发症，如脑出血的危险。高血压患者的血压突然下降，就会增加发生脑梗死或心肌梗死的危险性。

高血压患者用空调时，怎样预防血压的突然变动呢？

（1）气温不是很高或很低，不要开空调。人的皮肤温度大约是33℃。如果空气流通，空气的湿度不是太高，夏天室温在33℃以下的话，在休息状态下，人是不会感觉到热的。保持房间通风就可以了，这时就不要开空调。冬天气温不是很低，也最好不要开空调。

（2）开空调时，夏天把空调温度调得高一些，冬天把空调温度调得低一些。有人提出室内外温度相差7℃比较好。对高血压患者来说，尤其是老年高血压患者，室内外温差不宜太大。

（3）不要立即进入空调房间。先在不开空调的房间，休息一段时间，有一个慢慢适应的过程，然后再进入空调房间。从空调房间外出，也不要立即出去，在一个没有空调的房间过渡一下。

上述的这些办法，能够防止血压的过度波动，请试试吧，不会有坏处的。

高血压患者洗澡要注意什么？

高血压患者洗澡必须要注意以下几点：

（1）不宜洗冷水澡。一般健康人洗冷水澡，培养成习惯后，可以增强体质，预防感冒，对人体健康是有很大的好处。但是高血压患者就不同了，洗澡时一接触冷水，特别是开始的时候，就会有寒冷的感觉。前面有关章节都已经提到，高血压患者遇到冷，要引起血压升高。在临床上有一个"冷压试验"，就是叫患者把一只手放到冰水里，医生不断地测量患者的血压，发现血压会很快上升，有些会升得很高，因为寒冷的刺激，会使交感神经系统的兴奋性增加，引起血管收缩，增加外周血管阻力。高血压患者血压迅速升高，容易发生脑出血等并发症。所以高血压患者如果为了诊断的需要，必须做"冷压试验"，是有一定的条件的，不是什么患者都做。为了高血压患者的安全，患者的血压不能很高，同时要准备好降压药，如果血压升得很高，就可以应用这些降压药，进行快速降压。

（2）以洗温水澡为宜，水温在38~40℃为宜。过高的水温，如水温超过42℃，过热的刺激，也有人认为会使血压升高。如果是在浴缸里进行泡浴，时间不宜太长，一般以不超过10分钟为宜。

（3）饭后不宜洗澡，洗澡至少要在饭后1小时后。

高血压患者怎样安排合理的饮食？

高血压患者的饮食，最新的《中国高血压防治指南》是这样建议的。

总脂肪＜总热量的30%，饱和脂肪＜10%，新鲜蔬菜每日400~500g，水果100g，肉类50~100g，鱼虾类50g，蛋类每周3~4个，奶类每日250g，每日食油20~25g，少吃糖类和甜食。食盐控制在6g以下。

在医院里，营养师对特殊患者的规定饮食，每天的饮食的成分，都进行称量，单独烹调。高血压患者在家里是无法这样做的，即使是医生，甚至是营养师也没有办法来做到，实际上也没有这个必要。

高血压患者的饮食，具体应该怎样操作呢？

这里提出一些建议，供患者参考。

（1）首先要确定每天的总热量。这要根据患者的身高、体重和工作情况（劳动强度）来决定。注意饮食中的总脂肪量，不要超过总热量的30%，饱和脂肪不要超过10%。

（2）糖类：主要是主食。北方以面食为主，南方以米饭为主。这类粮食每天最好不要太少，以500g左右为好。有的人食量比较小，尤其是女性，劳动强度比较轻，吃不了这么多，可以适度减少，但是最好每天不要少于200g。有的人不吃早饭，是不好的。有的人经常在参加宴请，根本不吃米饭或面食，或者只吃一点点，意思意思。这样也很不好。因为粮食类主食吃得太少，容易患高血压和血脂升高。主食最好不是单吃米饭或面食，还吃一点别的杂粮。

（3）肉类不要专吃猪肉。牛肉、羊肉、鸡肉和鸭肉等禽类的肉也要吃。

（4）鱼虾类也不要单吃一个品种，要各种鱼和各种虾都要吃。

（5）新鲜蔬菜一定要吃，而且一定要吃到足够的量，而且要多品种。不少人从小就不喜欢吃蔬菜，吃蔬菜好像吃苦药。有时只吃一点点，做做样子，这样不行。多吃新鲜蔬菜，不但能够得到必需的营养成分，而且能够降低血脂，降低血糖，预防直肠癌。有的人说，我水果已经吃得很多了，不是一样吗？不对。水果不能代替蔬菜。水果要吃，蔬菜也要吃，两者都不能少。

（6）如果有血尿酸升高（痛风），那么含嘌呤高的食品就要减少。

（7）如果体重正常，血脂正常，没有糖尿病，那么就可以根据上面的方法执行。如果体重超重或肥胖，那就要减少总热量。如果血胆固醇升高，就要减少动物脂肪和胆固醇含量高的食品。如果有糖尿病，必须请教内分泌科医生，根据患者糖尿病的病情和用药的情况来决定。

（8）要使饮食的结构合理，营养均衡，不产生某些成分过多，某些成分过少或缺乏，最好的办法就是要像上面所说那样，各个种类的食品多样化，不要偏食。

（本书末尾的附录中，有各种食品的成分表，是从《中国食物成分表2002》中摘录的，可以参考）。

高血压患者怎样安排运动锻炼？

大家都对"生命在于运动"这句话，非常熟悉，也非常相信，所以不但高血压患者在运动锻炼，没有疾病的人，不管男女老少，也在"弯弯腰，踢踢腿"。那么高血压患者应该具体怎么操作呢？

（1）首先要根据自己的健康情况，制定一个计划。

（2）运动量很重要。太轻了，作用不大，太重了，对身体反而不好。应该根据自己生病前的运动水平，来决定运动的强度。一般要比生病前的强度，稍低一些。

（3）生病前一般不大运动的人，可以先每天做一套广播体操，大约5分钟，一般的高血压患者都吃得消，以后可以慢慢增加其他的有氧体操。打太极拳也可以。广播体操是一个很好的全身运动，几乎适合所有的人，是作为基本的运动锻炼方式。如果你的健康情况很好，还可以增加运动量的话，你可以请教你的主治医生，根据你的病情，给你一些指导意见。

（4）如果病情比较重，例如有心绞痛发作，有过心肌梗死的病史或已经有过卒中，要进行锻炼，应非常慎重，一定要征求医生的意见。

（5）血压很高，属于3级高血压，暂时不要运动锻炼，等治疗一段时间，血压降得比较低，病情稳定以后，再考虑运动锻炼。

（6）不要进行"竞技性的运动"。

（7）运动一定要每天进行，循序渐进，不要操之过急。身体不舒服时，可以暂时停止几天，不要勉强去做。

（8）运动锻炼，要有恒心，要持之以恒。

附　录

常用降压药

口服降压药			每天剂量（mg）	每天分服次数	主要不良反应
利尿降压药	噻嗪类利尿药	氢氯噻嗪（hydrochlorothiazide）	6.25~25	1~2	血钾降低，血尿酸升高
		吲达帕胺（indapamide）	0.625~2.5	1	
		吲达帕胺缓释片	1.5	1	
	髓袢利尿药	呋塞米（furosemide）	20~80	2	血钾降低
	保钾利尿药	阿米洛利（amiloride）	5~10	1~2	血钾升高
		氨苯蝶啶（triamterene）	25~100	1~2	
醛固酮受体拮抗剂		螺内酯（spironolactone）	25~40	1~3	血钾升高，男性乳房发育
		依普利酮（eplerenone）	20~40	1~3	
β-受体阻滞剂		普萘洛尔（propranolol）	30~90	2~3	心率减慢，支气管痉挛
		美托洛尔（metoprolol）	25~100	2	
		阿替洛尔（atenolol）	12.5~50	1	
		比索洛尔（bisoprolol）	1.25~5	1	
α，β-受体阻滞剂		拉贝洛尔（labetalol）	100~400	2	—
		卡维地洛（carvedilol）	12.5~50	2	
		阿罗洛尔（arotinolol）	10~20	1~2	
血管紧张素转换酶抑制剂		卡托普利（captopril）	25~150	2~3	咳嗽，血钾升高，血管性水肿（罕见）
		依那普利（enalapril）	5~20	1~2	
		贝那普利（benazepril）	5~20	1~2	
		赖诺普利（lisinopril）	5~40	1~2	
		培哚普利（perindopril）	4~6	1~2	
		西拉普利（cilazepril）	2.5~5	1~2	
		福辛普利（fosinopril）	5~40	1~2	
		雷米普利（ramipril）	1.25~10	1	

续表

口服降压药		每天剂量（mg）	每天分服次数	主要不良反应
血管紧张素Ⅱ受体拮抗剂	氯沙坦（losartan）	25~100	1~2	血钾升高，血管性水肿（罕见）
	缬沙坦（valsartan）	40~160	1~2	
	厄贝沙坦（irbesartan）	75~300	1~2	
	坎地沙坦（candesartan）	4~16	1~2	
	替米沙坦（telmisartan）	20~80	1	
	奥美沙坦（olmesartan）	20~40	1	
钙离子拮抗剂	二氢吡啶类			
	氨氯地平（amlodipine）	2.5~10	1~2	踝部浮肿，头痛，面部潮红
	左旋氨氯地平（levoamlodipine）	1.25~5	1~2	
	非洛地平（felodipine）	2.5~20	1~2	
	尼群地平（nitrendipine）	20~60	2~3	
	拉西地平（lacidipine）	2~6	1~2	
	硝苯地平（nifedipine）	15~60	3	
	缓释片	20~40	2	
	控释片	30~60	1~2	
	贝尼地平（benidipine）	4~8	1	
	乐卡地平（lercanidipine）	10~20	1	
	非二氢吡啶类			
	维拉帕米（verapamil）	90~180	3	房室传导阻滞，心功能抑制便秘
	缓释片	120~240	1~2	
	地尔硫䓬（diltiazem）	90~270	3	
	缓释片	90~270	1~3	
α-受体阻滞剂	多沙唑嗪（doxazosin）	1~8	1	立位性低血压
	哌唑嗪（prazosin）	2~16	2~3	
	特拉唑嗪（terazosin）	1~16	1~2	
中枢作用药物	可乐定（clonidine）	0.075~0.45	2~3	口干，便秘，停药后血压突然升高
	甲基多巴（methyldopa）	250~1000	2~3	肝功能损害，免疫失调不明显

口服降压药		每天剂量（mg）	每天分服次数	主要不良反应
小复方制剂	复方降压片	3~6片	2~3	
	珍菊降压片	3~6片	2~3	
	复方罗布麻片	3~6片	2~3	
	常药降压片	3~6片	2~3	
	北京降压0号	0.5~1片	1	
复方片剂	复方氯沙坦片（氯沙坦50mg/氢氯噻嗪12.5mg）	1片	1	根据所含成分而定
	复方缬沙坦片（缬沙坦80mg/氢氯噻嗪12.5mg）	1片	1	
	复方厄贝沙坦片（厄贝沙坦150mg/氢氯噻嗪12.5mg）	1片	1	
	复方替米沙坦片（替米沙坦40mg/氢氯噻嗪12.5mg）	1片	1	
	复方卡托普利片（卡托普利10mg/氢氯噻嗪6mg）	1~2片	1~2	
	复方贝那普利片（贝那普利10mg/氢氯噻嗪12.5mg）	1片	1	
	复方培哚普利片（培哚普利4mg/吲达帕胺1.25mg）	1片	1	
	复方氨氯地平片（氨氯地平5mg/缬沙坦80mg）	1片	1	

口服降压药		每天剂量（mg）	每天分服次数	主要不良反应
复方片剂	复方赖诺普利片（赖诺普利10mg/氢氯噻嗪12.5mg）	1片	1	
	复方依那普利片（依那普利5mg/氢氯噻嗪12.5mg）	1片	1	
	复方尼群地平片（尼群地平5mg/阿替洛尔10mg）	1~2片	1~2	
	复方阿米洛利片（阿米洛利2.5mg/氢氯噻嗪25mg）	1片	1	

部分内容摘自《中国高血压防治指南》（2010修订版）

血压水平的定义和分类

类别	收缩压（mmHg）	舒张压（mmHg）
正常血压	<120	<80
正常高值	120~139	80~89
高血压	≥140	≥90
1级高血压（轻度）	140~159	90~99
2级高血压（中度）	160~179	100~109
3级高血压（重度）	≥180	≥110
单纯收缩期高血压	≥140	<90

（摘自《中国高血压防治指南》2018修订版）

注：当收缩压和舒张压分属不同级别时，以较高的分级为准。

各种食物成分

（每100克可食部分含量）

食物名称	可食部分（%）	蛋白质（g）	脂肪（g）	糖类（g）	胆固醇（mg）	钙（mg）	钾（mg）	钠（mg）
小麦	100	11.9	1.3	75.2	—	34	289	6.8
稻米	100	7.4	0.8	77.9	—	13	103	3.8
小米	100	9.0	3.1	75.1	—	41	284	4.3
高粱米	100	10.4	3.1	74.7	—	22	281	6.3
馒头	100	7.0	1.1	47.0	—	38	138	165.1
油条	100	6.9	17.6	51.0	—	6	227	585.2
黄豆	100	35.0	16.0	34.2	—	191	1503	2.2
豆腐	100	8.1	3.7	4.2	—	164	125	7.2
挂面	100	10.3	0.6	75.6	—	17	129	184.5
面条	100	8.3	0.7	61.9	—	11	135	28.0
花卷	100	6.4	1.0	45.6	—	19	85	95.0
水面筋	100	23.5	0.1	12.3	—	76	69	15.0
油面筋	100	26.9	25.1	40.4	—	29	45	29.5
米饭	100	2.6	0.3	25.9	—	7	30	2.5
粳米粥	100	1.1	0.3	9.9	—	7	13	2.8
玉米（鲜）	46	4.0	1.2	22.8	—	—	117	238
马铃薯	94	2.0	0.2	17.2	—	8	342	2.7
甘薯	86	1.4	0.2	25.2	—	24	174	58.2
粉丝	100	0.8	0.2	83.7	—	31	18	9.3
豆浆	100	1.8	0.7	1.1	—	10	48	3.0
豆奶	100	2.4	1.5	1.8	—	23	92	3.2
豆腐皮	100	44.6	17.4	18.8	—	116	536	9.4
油豆腐	100	17.0	17.6	4.9	—	147	158	32.5
腐竹	100	44.6	21.7	22.3	—	77	553	26.5
百页	100	24.5	16.0	5.5	—	313	94	20.6
豆腐干	100	16.2	3.6	11.5	—	308	140	76.5

续表

食物名称	可食部分（%）	蛋白质（g）	脂肪（g）	糖类（g）	胆固醇（mg）	钙（mg）	钾（mg）	钠（mg）
素火腿	100	19.1	13.2	4.8	—	8	24	675.9
素鸡	100	16.5	12.5	4.2	—	319	42	373.8
烤麸	100	20.4	0.3	9.3	—	30	25	230.0
绿豆	100	21.6	0.8	62.0	—	81	787	3.2
赤豆	100	20.2	0.6	63.4	—	74	860	2.2
豆沙	100	5.5	1.9	52.7	—	42	139	23.5
蚕豆	100	21.6	1.0	61.5	—	31	1117	86.0
扁豆	100	25.3	0.4	61.9	—	137	439	2.3
豇豆	100	19.3	1.2	65.6	—	40	737	6.8
豌豆	100	20.3	1.1	65.8	—	97	823	9.7
白萝卜	95	0.9	0.1	5.0	—	36	173	61.8
红萝卜	97	1.0	0.1	4.6	—	11	110	62.7
胡萝卜	96	1.0	0.2	8.8	—	32	190	71.4
刀豆	92	3.1	0.3	7.0	—	49	209	8.5
荷兰豆	88	2.5	0.3	4.9	—	51	116	8.8
毛豆	53	13.1	5.0	10.5	—	135	478	3.9
黄豆芽	100	4.5	1.6	4.5	—	21	160	7.2
绿豆芽	100	2.1	0.1	2.9	—	9	68	4.4
豌豆苗	86	4.0	0.8	4.6	—	40	222	18.5
茄子	93	1.1	0.2	4.9	—	24	142	5.4
番茄	97	0.9	0.2	4.0	—	10	163	5.0
甜椒	82	1.0	0.2	5.4	—	14	142	3.3
辣椒	80	1.3	0.4	8.9	—	37	222	2.6
菜瓜	88	0.6	0.2	3.9	—	20	136	3.6
冬瓜	80	0.4	0.2	2.6	—	19	78	1.8
黄瓜	92	0.8	0.2	2.9	—	24	102	4.9
苦瓜	81	1.0	0.1	4.9	—	14	256	2.5
南瓜	85	0.7	0.1	5.3	—	16	145	0.8
丝瓜	83	1.0	0.2	4.2	—	14	115	2.6

食物名称	可食部分（％）	蛋白质（g）	脂肪（g）	糖类（g）	胆固醇（mg）	钙（mg）	钾（mg）	钠（mg）
大蒜	85	4.5	0.2	27.6	—	39	302	19.6
蒜苗	82	2.1	0.4	8.0	—	29	226	5.1
香葱	—	2.5	0.3	7.2	—	54	—	—
洋葱	90	1.1	0.2	9.0	—	24	147	4.4
韭菜	90	2.4	0.4	4.6	—	42	247	8.1
韭黄	85	2.3	0.2	3.9	—	25	192	6.9
大白菜	92	1.7	0.2	3.7	—	69	130	89.3
塌棵菜	89	2.6	0.4	4.2	—	186	154	115.5
油菜	87	1.8	0.5	3.8	—	108	210	55.8
卷心菜	86	1.5	0.2	4.6	—	49	124	27.2
菜花	82	2.1	0.2	4.6	—	23	200	31.6
绿菜花	83	4.1	0.6	4.3	—	67	17	18.8
雪里蕻	94	2.0	0.4	4.7	—	230	281	30.5
菠菜	89	2.6	0.3	4.5	—	66	311	85.2
芹菜	66	0.8	0.1	3.9	—	48	154	73.8
生菜	81	1.4	0.4	2.1	—	70	100	80.0
苋菜	74	2.8	0.3	5.0	—	187	207	32.4
荠菜	88	2.9	0.4	4.7	—	294	280	31.6
莴苣	62	1.0	0.1	2.8	—	23	212	36.5
蓬蒿菜	82	1.9	0.3	3.9	—	73	220	161.3
空心菜	76	2.2	0.3	3.6	—	99	243	94.3
竹笋	63	2.6	0.2	3.6	—	9	389	0.4
春笋	66	2.4	0.1	5.1	—	8	300	6.0
冬笋	39	4.1	0.1	6.5	—	22	—	—
毛笋	67	2.2	0.2	3.8	—	16	318	5.2
百合	82	3.2	0.1	38.8	—	11	510	6.7
金针菜	98	19.4	1.4	34.9	—	301	610	59.2
芦笋	90	1.4	0.1	4.9	—	10	213	3.1
藕	88	1.9	0.2	16.4	—	39	243	44.2

食物名称	可食部分（%）	蛋白质（g）	脂肪（g）	糖类（g）	胆固醇（mg）	钙（mg）	钾（mg）	钠（mg）
水芹菜	60	1.4	0.2	1.8	—	38	212	40.9
茭白	74	1.2	0.2	5.9	—	4	209	5.8
荸荠	78	1.2	0.2	14.2	—	4	306	15.7
地瓜	91	0.9	0.1	13.4	—	21	111	5.5
芋头	84	2.2	0.2	18.1	—	36	378	33.1
马兰头	100	2.4	0.4	4.6	—	67	285	15.2
苜蓿	100	3.9	1.0	10.9	—	713	497	5.8
鲜蘑菇	99	2.7	0.1	4.1	—	6	312	8.3
香菇	100	2.2	0.3	5.2	—	83	464	11.2
银耳	96	10.0	1.4	67.3	—	36	1588	82.1
海带	100	1.2	0.1	2.1	—	46	246	8.6
苔菜	100	19.0	0.4	26.3	—	185	410	4955.0
紫菜	100	26.7	1.1	44.1	—	264	1796	710.5
苹果	76	0.2	0.2	13.5	—	4	119	1.6
梨	82	0.4	0.2	13.3	—	9	92	2.1
桃	86	0.9	0.1	12.2	—	6	166	5.7
李子	91	0.7	0.2	8.7	—	8	144	3.8
杏	91	0.9	0.1	9.1	—	14	226	2.3
枣（干）	80	3.2	0.5	67.8	—	64	524	6.2
樱桃	80	1.1	0.2	10.2	—	11	232	8.0
葡萄	86	0.5	0.2	10.3	—	3	104	1.3
葡萄干	100	2.5	0.4	83.4	—	52	995	19.1
草莓	97	1.0	0.2	7.1	—	18	131	4.2
柑橘	77	0.7	0.2	11.9	—	35	154	1.4
柚	69	0.8	0.2	9.5	—	4	119	3.0
菠萝	68	0.5	0.1	10.8	—	12	113	0.8
桂圆（干）	37	5.0	0.2	64.8	—	38	1348	3.3
荔枝	73	0.9	0.2	16.6	—	2	151	1.7
香蕉	59	1.4	0.2	22.0	—	7	256	0.8

续表

食物 名称	可食部分 （%）	蛋白质 （g）	脂肪 （g）	糖类 （g）	胆固醇 （mg）	钙 （mg）	钾 （mg）	钠 （mg）
杨梅	82	0.8	0.2	6.7	—	14	149	0.7
枇杷	62	0.8	0.2	9.3	—	17	122	4.0
哈密瓜	71	0.5	0.1	7.9	—	4	190	26.7
甜瓜	78	0.4	0.1	6.2	—	14	139	8.8
西瓜	56	0.6	0.1	5.8	—	8	87	3.2
核桃（干）	43	14.9	58.8	19.1	—	56	385	6.4
栗子	80	4.2	0.7	42.2	—	17	442	13.9
腰果	100	17.3	36.7	41.6	—	26	50	3251.3
花生仁	100	23.9	44.4	25.7	—	284	674	445.1
葵花籽	52	22.6	52.8	17.3	—	72	491	1322.0
南瓜子	68	36.0	46.1	7.9	—	37	672	15.8
西瓜子	43	32.7	44.8	14.2	—	28	612	187.7
黑芝麻	100	19.1	46.1	24.0	—	780	358	8.3
肥猪肉	100	2.4	88.6	0	109	3	23	19.5
瘦猪肉	100	20.3	6.2	1.5	81	6	305	57.5
夹心猪肉	85	7.7	35.3	0	98	5	53	36.7
肋条猪肉	96	9.3	59.0	0	109	6	214	80.0
里脊猪肉	100	20.2	7.9	0.7	55	6	317	43.2
腿猪肉	100	17.9	12.8	0.8	79	6	295	63.0
猪大排	68	18.3	20.4	1.7	165	8	274	44.5
猪蹄	60	22.6	18.8	0	192	33	54	101.0
猪蹄筋	100	35.3	1.4	0.5	79	15	46	178.0
猪小排	72	16.7	23.1	0.7	146	14	230	62.6
猪肚	96	15.2	5.1	0.7	165	11	171	75.1
猪肝	99	19.3	3.5	5.0	288	6	235	68.6
猪脑	100	10.8	9.8	0	2571	30	259	130.7
猪舌	94	15.7	18.1	1.7	158	13	216	79.4
猪肾	93	15.4	3.2	1.4	354	12	217	134.2
猪心	97	16.6	5.3	1.1	151	12	260	71.2

续表

食物名称	可食部分（%）	蛋白质（g）	脂肪（g）	糖类（g）	胆固醇（mg）	钙（mg）	钾（mg）	钠（mg）
猪血	100	12.2	0.3	0.9	51	4	56	56.0
叉烧肉	100	23.8	16.9	7.9	68	8	430	818.8
酱汁肉	96	15.5	50.4	8.4	92	9	110	257.4
腊肉	100	22.3	9.0	2.6	46	2	294	51.2
咸肉	100	16.5	36.0	0	72	10	387	195.6
午餐肉	100	9.4	15.9	12.0	56	57	146	981.9
猪肉松	100	23.4	11.5	49.7	111	41	313	469.0
福建肉松	100	25.1	26.0	39.7	111	3	264	1419.9
太仓肉松	100	38.6	8.3	21.6	111	53	300	1880.0
火腿肠	100	14.0	10.4	15.6	57	9	217	771.2
香肠	100	24.1	40.7	11.2	82	14	453	2309.2
方腿	100	16.2	5.0	1.9	45	1	222	424.5
火腿	100	16.0	27.4	4.9	120	3	220	1086.7
瘦牛肉	100	20.2	2.3	1.2	58	9	284	53.6
腿牛肉	100	20.9	2.0	1.1	74	5	197	45.4
里脊牛肉	100	22.2	0.9	2.4	63	3	140	75.1
牛肚	100	14.5	1.6	0	104	40	162	60.6
牛肝	100	19.8	3.9	6.2	297	4	185	45.0
牛脑	100	12.5	11.0	0.1	2447	6	300	185.6
牛舌	100	17.0	13.3	2.0	92	6	236	58.4
牛肾	89	15.6	2.4	2.6	295	8	190	180.8
牛心	100	15.4	3.5	3.1	115	4	282	47.9
酱牛肉	100	31.4	11.9	3.2	76	20	148	869.2
牛肉干	100	45.6	40.0	1.9	120	43	510	412.4
牛肉松	100	8.2	15.7	67.7	169	76	128	1945.7
瘦羊肉	90	20.5	3.9	0.2	60	9	403	69.4
腿羊肉	77	19.5	3.4	0.3	83	6	143	60.0
肋条羊肉	81	19.4	6.2	0	89	7	170	86.6
羊肚	100	12.2	3.4	1.8	124	38	101	66.0

续表

食物名称	可食部分（％）	蛋白质（g）	脂肪（g）	糖类（g）	胆固醇（mg）	钙（mg）	钾（mg）	钠（mg）
羊肝	100	17.9	3.6	7.4	349	8	241	123.0
羊脑	100	11.3	10.7	0.1	2004	61	1461	51.8
羊舌	100	19.4	14.2	4.8	148	—	—	—
羊肾	95	16.6	2.8	1.0	289	8	115	193.3
羊心	100	13.8	5.5	2.0	104	10	200	100.8
狗肉	80	16.8	4.6	1.8	62	52	140	47.4
兔肉	100	19.7	2.2	0.9	59	12	284	45.1
鸡	66	19.3	9.4	1.3	106	9	251	63.3
鸡胸肉	100	19.4	5.0	2.5	82	3	338	34.4
鸡翅	69	7.4	11.8	4.6	113	8	205	50.8
鸡腿	69	16.0	13.0	0	162	6	242	64.4
鸡爪	60	23.9	16.4	2.7	103	36	108	169.0
鸡肝	100	16.6	4.8	2.8	356	7	222	92.0
鸡心	100	15.9	11.8	0.6	194	54	220	108.4
鸡血	100	7.8	0.2	4.1	170	10	136	208.0
鸡胗	100	19.2	2.8	4.0	174	7	272	74.8
鸡肉松	100	7.2	16.4	65.8	81	76	109	1687.8
鸭	68	15.5	19.7	0.2	94	6	191	69.0
鸭胸肉	100	15.0	1.5	4.0	121	6	126	60.2
鸭翅	67	16.5	6.1	6.3	49	20	100	53.6
鸭掌	59	26.9	1.9	6.2	36	24	28	61.1
鸭肝	100	14.5	7.5	0.5	341	18	230	87.2
鸭舌	61	16.6	19.7	0.4	118	13	44	81.5
鸭心	100	12.8	8.9	2.9	120	20	233	86.2
鸭血	100	13.6	0.4	12.4	95	5	166	173.6
鸭胗	93	17.9	1.3	2.1	153	12	284	69.2
北京烤鸭	80	16.6	38.4	6.0	—	35	247	83.0
酱鸭	80	18.9	18.4	6.3	107	14	236	981.3
盐水鸭	81	16.6	26.1	2.8	81	10	218	1557.5
鹅	63	17.9	19.9	0	74	4	232	58.8
鹅肝	100	15.2	3.4	9.3	285	2	336	70.2

续表

食物名称	可食部分（%）	蛋白质（g）	脂肪（g）	糖类（g）	胆固醇（mg）	钙（mg）	钾（mg）	钠（mg）
鹅肫	100	19.6	1.9	1.1	153	2	410	58.2
烧鹅	73	19.7	21.5	4.2	116	91	22	240.0
火鸡腿	100	20.0	1.2	0	58	12	708	168.4
火鸡胸	100	22.4	0.2	2.8	49	39	227	93.7
火鸡肝	100	20.0	5.6	3.1	294	3	244	128.6
火鸡肫	100	18.9	0.3	3.2	342	44	352	57.0
鸽	42	16.5	14.2	1.7	99	30	334	63.6
鹌鹑	58	20.2	3.1	0.2	157	48	204	48.4
牛乳	100	3.0	3.2	3.4	15	104	109	37.2
鲜羊乳	100	1.5	3.5	5.4	31	82	135	20.6
人乳	100	1.3	3.4	7.4	11	30	—	—
全脂奶粉	100	20.1	21.2	51.7	110	676	449	260.1
羊奶粉	100	18.8	25.24	9.0	75	—	—	—
酸奶	100	2.5	2.7	9.3	15	118	150	39.8
奶油	100	0.7	97.0	0.9	209	14	226	268.0
白脱	100	—	82.7	0	152	1	43	18.0
鸡蛋白	100	11.6	0.1	3.1	—	9	132	79.4
鸡蛋黄	100	15.2	28.2	3.4	1510	112	95	54.9
鸭蛋白	100	9.9	Tr	1.8	—	18	84	71.2
鸭蛋黄	100	14.5	33.8	4.0	1576	123	86	30.1
松花蛋	90	14.2	10.7	4.5	608	63	1525	42.7
咸鸭蛋	88	12.7	12.7	6.3	647	118	184	2706.1
鹅蛋	87	11.1	15.6	2.8	704	34	74	90.6
鹅蛋白	100	8.9	Tr	3.2	—	4	367	7.3
鹅蛋黄	100	15.5	26.4	6.2	1696	13	—	24.4
鹌鹑蛋	86	12.8	11.1	2.1	515	47	138	106.6
草鱼	58	16.6	5.2	0	86	38	312	46.0
黄鳝丝	88	15.4	0.8	0	77	57	278	131.0
鲤鱼	54	17.6	4.1	0.5	84	50	334	53.7
青鱼	63	20.1	4.2	0	108	31	325	47.4
银鱼	100	17.2	4.0	0	361	46	246	8.6

食物 名称	可食部分 （%）	蛋白质 （g）	脂肪 （g）	糖类 （g）	胆固醇 （mg）	钙 （mg）	钾 （mg）	钠 （mg）
鲢鱼	61	17.8	3.6	0	99	53	277	57.5
鲫鱼	541	7.1	2.7	3.8	130	79	290	41.2
鳊鱼	59	18.3	6.3	1.2	94	89	215	41.1
带鱼	76	17.7	4.9	3.1	76	28	280	150.1
海鳗	67	18.8	5.0	0.5	71	28	266	95.8
黄鱼	66	17.7	2.5	0.8	86	53	260	120.3
橡皮鱼	52	18.1	0.6	1.2	45	54	291	80.5
沙丁鱼	67	19.8	1.1	0	158	184	136	91.5
鲈鱼	58	18.6	3.4	0	86	138	205	144.1
鲳鱼	70	18.5	7.3	0	77	46	328	62.5
白米虾	57	17.3	0.4	2.0	103	403	255	90.7
草虾	59	18.6	0.8	5.4	148	59	363	168.8
中国对虾	67	18.3	0.5	1.6	183	35	217	133.6
海虾	51	16.8	0.6	1.5	117	146	228	302.2
河虾	86	16.4	2.4	0	240	325	329	133.8
基围虾	60	18.2	1.4	3.9	181	83	250	172.0
沼虾	100	10.3	0.9	9.3	116	78	683	—
虾皮	100	30.7	2.2	2.5	428	991	617	5057.7
龙虾	46	18.9	1.1	1.0	121	21	257	190.0
明虾	57	13.4	1.8	3.8	273	75	238	119.0
虾米	100	43.7	2.6	0	525	555	550	4891.9
海蟹	55	13.8	2.3	4.7	125	208	232	260.0
河蟹	42	17.5	2.6	2.3	267	126	181	193.5
青蟹	43	14.6	1.6	1.7	119	228	206	192.9
梭子蟹	49	15.9	3.1	0.9	142	280	208	481.4
蟹肉	100	11.6	1.2	1.1	65	231	214	270.0
鲍鱼	100	12.6	0.8	6.62	42	266	136	2011.7
蛏子	57	7.3	0.3	2.1	131	134	140	175.9
牡蛎	100	5.3	2.1	8.2	100	131	200	462.1

续表

食物名称	可食部分（%）	蛋白质（g）	脂肪（g）	糖类（g）	胆固醇（mg）	钙（mg）	钾（mg）	钠（mg）
扇贝	35	11.1	0.6	2.6	140	142	122	339.0
银蚶	27	12.2	1.4	2.3	89	49	76	280.1
蛤蜊	39	10.1	1.1	2.8	156	133	140	425.7
螺蛳	37	7.5	0.6	6.0	86	156	75	252.6
田螺	26	11.0	0.2	3.6	154	1030	98	26.0
海参	100	16.5	0.2	2.5	51	285	43	502.9
海蜇皮	100	3.7	0.3	3.8	8	150	160	325.0
海蜇头	100	6.0	0.3	11.8	10	120	331	467.7
墨鱼	69	15.2	0.9	3.4	226	15	400	165.5
干鱿鱼	98	60.0	4.6	7.8	871	87	1131	965.3
章鱼	100	10.6	0.4	1.4	114	22	157	288.1
蛋糕	100	9.5	6.0	57.1	—	39	77	67.8
奶油蛋糕	100	7.2	13.9	56.5	161	38	67	80.7
西式蛋糕	100	7.8	3.4	63.8	—	5	86	47.6
豆沙月饼	100	8.2	13.6	65.6	—	64	211	22.4
五仁月饼	100	8.6	16.0	64.0	—	54	198	18.5
黑洋酥	100	4.2	12.4	79.7	—	8	92	3.1
开口笑	100	8.4	30.0	55.3	—	39	143	68.2
绿豆糕	100	12.8	1.0	73.4	—	24	416	11.6
麻花	100	8.3	31.5	53.4	—	26	213	99.2
米花糖	100	3.1	3.3	85.8	—	144	55	43.4
桃酥	100	7.1	21.8	65.1	—	48	90	33.9
燕麦片	100	15.0	6.7	66.9	—	186	214	3.7
方便面	100	9.5	21.1	61.6	—	25	134	1144.0
面包	100	8.3	5.1	58.6	—	49	88	230.4
咸面包	100	9.2	3.9	51.0	—	89	89	526.0
饼干	100	9.0	12.7	71.7	81	73	85	204.1
奶油饼干	100	8.5	13.1	70.2	81	49	110	196.4

食物 名称	可食部分 （%）	蛋白质 （g）	脂肪 （g）	糖类 （g）	胆固醇 （mg）	钙 （mg）	钾 （mg）	钠 （mg）
牛奶饼干	100	8.1	6.1	80.3	—	6	129	399.0
苏打饼干	100	8.4	7.7	76.2	—	—	82	312.2
曲奇饼	100	6.5	31.6	59.1	—	45	67	174.6
冰棍	100	0.8	0.2	10.5	—	31	—	20.4
大雪糕	100	2.2	0.9	14.3	—	80	42	83.5
冰砖	100	2.9	6.8	20.0	—	140	141	43.5
冰激凌	100	2.4	5.3	17.3	—	126	125	54.2
牛轧糖	100	4.9	12.3	75.4	—	29	73	168.1
奶糖	100	2.5	6.6	84.5	—	50	75	222.5
巧克力	100	4.3	40.1	53.4	—	111	254	111.8
苹果脯	100	0.6	0.1	84.9	—	9	67	12.8
桃脯	100	1.4	0.4	77.6	—	96	286	243.0
山楂条	100	0.6	0.6	74.6	—	42	302	192.1
甲鱼	70	17.8	4.3	2.1	101	70	196	96.9
田鸡	37	20.5	1.2	0	40	127	280	11.8
水蛇	36	14.4	1.0	5.9	80	57	189	85.8

（摘自中国疾病预防控制中心营养与食品安全所编著的《中国食物成分表2002》）

注：—：未测定；Tr：微量。

常见检查的正常值范围及高血压的饮食禁忌

1.常见高血压科检查项目及正常值范围

（1）高血压相关通用检查项目

项目名称		正常值	异常值意义
肝功能	丙氨酸氨基转移酶（ALT）	10~64 IU/L	增高提示肝功能受损或胆道疾病；降低无明确风险
	天门冬氨酸氨基转氨酶（AST）	10~42 IU/L	
	碱性磷酸酶（ALP）	38~121 IU/L	
	γ-谷氨酰转移酶（GGT）	7~64 IU/L	
	血清总蛋白	60~83 g/L	增高见于各种原因引起的血液浓缩（严重脱水，休克）；降低提示营养不良，肝功能受损，肾病综合征，癌症等
	人血白蛋白	32~55 g/L	
肾功能	血尿素氮（BUN）	2.5~7.1 mmol/L	增高提示肾功能损害或蛋白质分解摄入过多；降低无明确风险
	血清肌酐（Cr）	53~115 μmol/L	增加提示肾小球滤过功能减退；降低见于老年人及肌肉消瘦者
	尿酸(UA)	160~430mmol/L	增加见于肾小球滤过功能损伤或痛风；降低提示肾小管重吸收功能下降
血脂	甘油三酯（TG）	0.56~1.70mmol/L	增高易导致动脉粥样硬化；降低无明确风险
	胆固醇（TC）	2.33~5.70mmol/L	增高易导致动脉粥样硬化；降低时脑出血风险增加
	低密度脂蛋白（LDL）	1.30~4.30mmol/L	增高易导致动脉粥样硬化；降低无明确风险
	高密度脂蛋白（HDL）	0.80~1.80mmol/L	升高无明确风险；降低易导致动脉粥样硬化
血电解质	血钠	130~147 mmol/L	增高见于进食困难及内分泌疾病等；降低见于消耗性疾病及内分泌疾病等
	血氯	95~108 mmol/L	
	血钾	3.5~5.1 mmol/L	增高见于长期服用螺内酯，肾上腺皮质功能减退等；降低见于频繁呕吐及原发性醛固酮增多症等

项目名称		正常值	异常值意义
血糖及糖化血红蛋白	空腹血糖	3.90~6.10mmol/L	增高提示糖尿病可能；降低时低血糖，脑能量供应不足
	随机血糖	<11.10 mmol/L	
	糖化血红蛋白	4.7~6.4%	
尿蛋白相关检测	尿微量白蛋白	<3.0 mg/dl	增高提示各种原发性或继发性原因引起肾脏损伤
	24小时尿蛋白	<150 mg/24h	
	尿白蛋白比肌酐	男性<2.5，女性<3.5	
尿电解质	尿钠	137~257 mmol/24h	增加提示饮食偏咸；降低见于呕吐、腹泻等引起的低钠血症
	尿钾	36~90 mmol/24h	增加见于原发性醛固酮增多症、肾小管酸中毒等；降低见于摄钾过少或吸收不良
全血黏度	低切10(1/s)	5.48~8.60 mPa.s	增高提示血液黏滞度增加；降低无明确风险
	中切60(1/s)	3.48~4.82 mPa.s	
	高切150(1/s)	2.93~4.11 mPa.s	

（2）高血压相关特异性检查项目

项目名称		正常值	异常值意义
醛固酮增多症相关检测	血醛固酮	38.1~313.3 pg/ml（基础）	醛固酮增加，肾素降低提示原发性醛固酮增多症可能；醛固酮增加，肾素升高提示继发性醛固酮增多症可能；醛固酮降低见于肾上腺皮质功能减退或垂体功能减低等
	血浆肾素活性	0.1~5.5 ng/ml/h（基础）0.73~17.4 ng/ml/h（激发）	
	24小时尿醛固酮	2.25~21.4 μg/24h	增高提示血醛固酮水平增加；降低见于血醛固酮水平降低
嗜铬细胞瘤相关检测	血变肾上腺素	14~90 pg/ml	增高提示嗜铬细胞瘤或甲亢等；降低见于Addison等
	血去甲变肾上腺素	19~121 pg/ml	
	尿游离肾上腺素	<22 μg/24h	增高见于嗜铬细胞瘤、神经母细胞瘤等；降低见于Addison等
	尿游离去甲肾上腺素	7~65 μg/24h	
	尿游离多巴胺	75~440 μg/24h	

续表

项目名称		正常值	异常值意义
皮质醇增多症相关检测	血皮质醇	基础8时 7~22 μg/dl	增高见于肾上腺皮质功能亢进，库欣综合征等内分泌疾病；降低见于肾上腺皮质功能减退等
	尿皮质醇	20~90 μg/24h	
	促肾上腺皮质激素	12~78 pg/ml	增加见于原发性肾上腺皮质功能减退症，先天性肾上腺皮质增生等内分泌病变；下降见于腺垂体功能减退等
24小时动态血压（ABPM）	平均血压	<130/80 mmHg	增高提示高血压（需排除干扰及影响因素）或血压未控制
	日间血压	<135/85 mmHg	
	夜间血压	<120/70 mmHg	
肾动脉CTA		双侧肾动脉光滑无狭窄	用于鉴别高血压病因，若有明显的狭窄，提示肾血管性高血压可能，需进一步做肾动脉造影检查
肾脏超声		左肾较右肾大于15mm或右肾较左肾大于8mm	用于鉴别高血压病因，若一侧肾脏明显小于对侧肾脏，表明该侧肾脏萎缩，结合病史、肾功能及尿蛋白等检查，排查肾实质性高血压
踝臂指数（ABI）		作为高血压靶器官损伤的评估指标之一，双侧ABI均应大于0.9	若有一侧ABI小于0.9提示该侧上肢存在血管狭窄可能
脉搏波传导速度（PWV）		作为高血压靶器官损伤的评估指标之一，双侧PWV均应小于1200cm/s	若有一侧PWV大于1200cm/s，提示该侧下肢存在动脉硬化可能
同位素肾小球滤过率（GFR）	左侧GFR	>40ml/min	若左右侧GFR相差较大，进一步行肾动脉CTA排除肾血管性高血压可能
	右侧GFR	>40ml/min	

项目名称		正常值		异常值意义
多导睡眠监测检测（PSG）诊断睡眠呼吸暂停综合征	夜间最低血氧饱和度（%）	85~89		轻度
		80~84		中度
		<80		重度
	睡眠呼吸紊乱指数（次/小时）	5~14		轻度
		15~30		中度
		>30		重度

2.高血压的饮食禁忌

高脂饮食	动物性脂肪，如猪油、牛油、羊油；人造奶油；肥肉；油炸食品；黄油；肉皮
高胆固醇饮食	蛋黄；鹌鹑蛋；动物内脏，如猪肝、猪脑；目鱼；蟹黄
高糖饮食	甜食；碳酸饮料；冰淇淋；果酱
中药制剂	甘草
高盐饮食	咸鸭蛋；腌制食品，如咸菜、腊肉、香肠；罐头食品

3.高尿酸血症的饮食建议

避免	限制	鼓励
内脏等高嘌呤食物（肝、肾）	牛、羊、猪肉、富含嘌呤的海鲜（如鲱鱼、金枪鱼、凤尾鱼等）	低脂或无脂食品
高果糖糖浆的饮料（如汽水、果汁）或食物（精细加工粮食如白米，白面包，通心粉等）	天然水果汁、糖、甜点、盐（包括酱、蔬菜油和调味汁）	蔬菜
酒精滥用（发作期或进展期严格禁酒）	酒精（尤其是啤酒，也包括白酒）	不饮酒

依据2013年中华医学会内分泌学分会《高尿酸血症和痛风治疗中国专家共识》做部分改编。